松田友義 編著
千葉大学大学院自然科学研究科　教授

食品認証ビジネス講座

● 安全・安心のための科学と仕組み──

Saiwaishobo

【編　者】
松田　友義　千葉大学大学院自然科学研究科生物資源科学専攻（園芸学部園芸経済学科）　教授
　　　　　　［食品トレーサビリティシステム標準化推進協議会　会長］

【執筆者】（五十音順）
雨宮　良幹　千葉大学園芸学部生物生産科学科　教授
　　　　　　［(社) 日本施設園芸協会：熱水等利用土壌管理園芸栽培実用化技術開発事業　評価・検討委員会　委員長〈2000-02〉千葉大学知的財産本部　副本部長］
江頭祐嘉合　千葉大学園芸学部生物生産科学科　助教授
　　　　　　（野菜等健康食生活協議会　野菜等健康機能調査小委員会　委員）
佐藤　隆英　千葉大学大学院自然科学研究科生物資源科学専攻（園芸学部生物生産科学科）　教授

真田　宏夫　千葉大学園芸学部生物生産科学科　教授
　　　　　　［厚生労働省　薬事・食品衛生審議会　新開発食品評価調査会　調査員］
篠原　温　　千葉大学園芸学部生物生産科学科　教授
　　　　　　［農林水産省　生鮮農産物安全性確保対策事業　GAP 推進検討委員会　委員　同　野菜生産 GAP 部会　座長］
篠山　浩文　千葉大学大学院自然科学研究科生物資源科学専攻（園芸学部生物生産科学科）　助教授
　　　　　　［千葉県流山市　廃棄物対策審議会　委員］
高橋　博　　千葉大学非常勤講師
　　　　　　［イオン (株) 食品商品本部農産システムプロジェクトリーダー］
野島　博　　千葉大学環境健康フィールド科学センター（園芸学部生物生産科学科）　助教授
日佐　和夫　千葉大学非常勤講師
　　　　　　［(株) BML　フード・サイエンス常務取締役，東京海洋大学客員教授］
丸山　豊　　千葉大学非常勤講師
　　　　　　［(株) ABC フードシステム代表取締役　NPO 法人日本オーガニック検査員協会（JOIA）副理事長］
水野　葉子　千葉大学非常勤講師
　　　　　　［(有) リーファース代表取締役，NPO 法人日本オーガニック検査員協会（JOIA）理事長，農林水産省　農林物資規格調査会　専門委員］
本山　直樹　千葉大学園芸学部生物生産科学科　教授
　　　　　　［農林水産省　農業資材審議会農薬分科会　会長］

［　］内は，大学外でのご所属，主なご参加の委員会名の一部を記載させていただきました。

発刊にあたって

　食品安全に関する消費者の関心が高まる中で，認証制度の重要性が増している．食品安全に対する多様な認証が要請され，現に多くの制度が生まれている．同時にこのような社会的要請の中で認証に当たる人材の育成が急務であるということも関係者の間では周知の事実である．認定機関・認証者に対しては，現在同様，将来にわたっても何らかの資格要件が求められることが考えられる．民間ベースで勧められている認証においても，ますます正確さが要求されるようになるものと思われ，認証業務に携わる者に対する教育の場の整備が急がれる．

　また，消費者の食品安全への関心の高まりは，消費者自身の知識獲得に対する意欲の向上にもつながることが予想される．

　現在，話題となっている「食教育」の一環としても，食品の安全性がどのようにして担保されているのかを，消費者に知ってもらうことは極めて大きな意味を持つと言える．

　本書は千葉大学園芸学部の学部生を対象とした授業「食品安全ビジネス論」と，それを一般の市民の方に公開した講座のテキストとして編まれたものである．

　われわれが本書を企画するきっかけとなった授業・公開講座の準備を始めたのは，ほぼ1年前のことである．授業担当教員予定者への協力依頼，非常勤講師の方への協力依頼，教務委員会への提案，教授会での非常勤講師の承認，公開授業にするか公開講座にするか，受講料はいくらにするかなどの事務方との折衝，外部からの受講者の募集，これらの様々な事務手続きに振り回されている間に授業が始まり，初年度授業が

既に終わろうとしている．

　それぞれの専門に関わる分野での授業の担当と，テキスト原稿の執筆をお願いしたのだが，タイトルに相応しい内容となっているかどうかは大方の読者の判断に委ねたいと思う．教科書ということもあって，できるだけ内容に齟齬がないよう，矛盾がないように一応の調整をしたつもりではあるが，基本的には執筆者それぞれの主張を尊重した．いろいろな意見があることを知るというのも，本授業の一つの意味であると考える．

　本書が，認証員を目指す方々，認証を受ける立場の生産者を初めとする関係業者の方々，認証行為の適否を判断する消費者・消費者団体の方々にとっても役立つものとなっていれば幸である．

　2005年6月

編　者　松田友義

目　　次

1. 序論　安全と安心 …………………………………………………1

　1.1　食品の安全 …………………………………………………1
　1.2　安　　心 ……………………………………………………5
　1.3　安全の確保 …………………………………………………6
　1.4　安心の提供 …………………………………………………8
　1.5　安全・安心の裏付け ………………………………………10

2. 植物の病気と食品の安全性 ……………………………………15

　2.1　食の安全性を脅かす植物の病気 …………………………15
　　2.1.1　植物病害の概要 ………………………………………15
　　2.1.2　植物病原菌の生産する毒性物質（マイコトキシン）………19
　　2.1.3　病原菌の感染によって植物で生産される物質 ……22
　2.2　植物の病害防除における安全性 …………………………24
　　2.2.1　微生物農薬 ……………………………………………24
　　2.2.2　病害防除を目的とした有機質の利用 ………………27
　　2.2.3　遺伝子組換え植物の安全性 …………………………29

3. 食品の安全と微生物 ……………………………………………33

　3.1　食品に関わる微生物 ………………………………………33

   3.1.1　微生物の二面性……………………………………33
   3.1.2　本章に登場する「微生物」…………………………33
  3.2　食品にとって微生物が有害となるケース ………………34
   3.2.1　腐敗－"くさる"………………………………………34
   3.2.2　食　中　毒……………………………………………34
   3.2.3　経口感染症……………………………………………36
  3.3　食品を汚染する微生物の由来 ……………………………37
   3.3.1　自然環境からの汚染（第一次汚染）…………………37
   3.3.2　食品の処理加工，流通の過程における汚染（第二次汚染）…38
  3.4　微生物の増殖とその環境要因 ……………………………38
   3.4.1　微生物の増殖……………………………………………38
   3.4.2　微生物が増殖する環境要因…………………………39
  3.5　各食品における微生物汚染の可能性 ……………………41
  3.6　微生物汚染から食品の安全を確保するために …………42
   3.6.1　微生物汚染を防止する…………………………………42
   3.6.2　微生物検査の実施……………………………………42
   3.6.3　微生物の増殖を防ぐ…………………………………44
   3.6.4　微生物を死滅させる…………………………………45
  3.7　ま　と　め …………………………………………………46

4. 食品の安全と農薬……………………………………47

  4.1　食料の確保と食の安全 ……………………………………47
  4.2　作物保護における農薬の役割 ……………………………48
  4.3　偽装有機農業の実態 ………………………………………50
  4.4　農薬取締法による農薬の安全性の確保 …………………52
  4.5　食品残留農薬のモニタリング結果が示していること …53
  4.6　無農薬栽培の意義 …………………………………………55

5. 有機農業と環境保全型農業 ……………………………57

5.1 有機農業の意義 ……………………………………57
5.1.1 近代農業の問題点……………………………57
5.1.2 持続可能な農業としての有機農業……………58
5.1.3 有機農業の可能性………………………………59
5.2 環境保全型農業の定義 ……………………………66

6. 野菜の生産現場における GAP について ……………69

6.1 野菜生産における衛生管理の必要性 ……………69
6.2 野菜類の細菌付着実態 ……………………………71
6.3 堆肥の病原微生物による汚染 ……………………72
6.4 異物混入 ……………………………………………73
6.5 GAP の基本的考え方とその進め方 ………………73
6.6 GAP の実践 …………………………………………76
6.6.1 立地条件………………………………………76
6.6.2 施設・設備……………………………………76
6.6.3 使用水…………………………………………77
6.6.4 小動物・昆虫の管理…………………………78
6.6.5 作業者…………………………………………78
6.6.6 栽培工程図の作成……………………………78
6.6.7 文書管理………………………………………79
6.7 GAP とトレーサビリティとの関係 ………………79
6.8 まとめ ………………………………………………81

7. 食品の安全性と食品添加物 …………………………83

- 7.1 食品添加物とは ………………………………83
- 7.2 食品添加物のメリットとデメリットと問題点 …………84
- 7.3 食品添加物の安全性評価−リスク・ベネフィット ………86
- 7.4 食品添加物の成分規格，使用基準，表示基準 ……………87
- 7.5 食品添加物の安全性試験と指定 …………………89
- 7.6 食品添加物の発がん性とその対策 …………………91
- 7.7 主な食品添加物の働き …………………………91
- 7.8 天然添加物の取扱い ……………………………95
- 7.9 輸入食品と食品添加物 …………………………96
- 7.10 食品の安全性とリスクコミュニケーション ……………96

8. 食品安全関係法令 ………………………………99

- 8.1 食品安全関係法令の概要 …………………………99
- 8.2 食品安全基本法 …………………………………100
  - 8.2.1 目的，基本方針など ………………………101
  - 8.2.2 責務など …………………………………101
  - 8.2.3 食品健康影響評価 …………………………102
  - 8.2.4 情報および意見の交換の促進 ………………102
  - 8.2.5 表示制度，教育，広報など …………………103
  - 8.2.6 食品安全委員会 ……………………………103
- 8.3 食品衛生法 ………………………………………103
  - 8.3.1 目的と基本的機能 …………………………104
  - 8.3.2 食品および添加物 …………………………105
  - 8.3.3 器具および容器包装 ………………………106
  - 8.3.4 表示および広告 ……………………………106

8.3.5　食品添加物公定書 …………………………………106
　　8.3.6　監視指導指針および計画 …………………………107
　　8.3.7　検　　　査 …………………………………………107
　　8.3.8　営　　　業 …………………………………………108
　8.4　食品衛生に関する基礎的事項など ………………………108
　8.5　ま　と　め …………………………………………………109

9. 食品生産現場での衛生管理・HACCP ……………………111

　9.1　なぜHACCPか ………………………………………………111
　9.2　HACCPシステムの特徴 ……………………………………112
　9.3　HACCPシステムを導入するメリット ……………………113
　9.4　HACCPシステムの導入方法 ………………………………114
　9.5　一般的衛生管理プログラム（PP）の重要性 ………………120

10. トレーサビリティ …………………………………………127

　10.1　トレーサビリティ（traceability）とは …………………127
　　10.1.1　トレーサビリティの定義と概念 …………………127
　　10.1.2　EUとアメリカのトレーサビリティのとらえ方 …128
　10.2　トレーサビリティの目的 …………………………………129
　　10.2.1　トレーサビリティシステム導入の効果 …………129
　　10.2.2　トレーサビリティシステム導入における留意点 …131
　10.3　トレーサビリティの基本要件 ……………………………132
　　10.3.1　識別管理の要素 ……………………………………132
　　10.3.2　ロット単位の識別管理 ……………………………133
　10.4　トレーサビリティの実際 …………………………………135
　　10.4.1　トレーサビリティの適用範囲 ……………………135

    10.4.2 ロット形成と帳票記録管理……………………………136
    10.4.3 消費者に対する情報提供………………………………141
  10.5 残された課題 …………………………………………………142

11. トレーサビリティを絡めた食品のさまざまな認証について……………………………………147

  11.1 認証制度とは …………………………………………………147
  11.2 認証制度の仕組み ……………………………………………148
    11.2.1 さまざまな立場からの認証 ……………………………148
    11.2.2 基 準 認 証 ………………………………………………148
    11.2.3 製品認証とシステム認証 ………………………………149
    11.2.4 認証の手順 ………………………………………………149
  11.3 信頼のおける認定機関とは …………………………………150
    11.3.1 ISO ガイド 65 の要求事項 ………………………………150
    11.3.2 農水省の JAS 登録認定機関の審査要件………………151
  11.4 さまざまな認証 ………………………………………………152
    11.4.1 JAS 法の下での認証制度 ………………………………152
    11.4.2 都道府県などが行ういろいろな認証制度……………154
    11.4.3 民間団体やその他の機関が実施している
         色々な認定制度………………………………………160
  11.5 生産情報公表 JAS 制度の事例………………………………161
    11.5.1 生産情報公表 JAS 制度の概要 …………………………161
    11.5.2 生産情報公表「牛肉」の概要 …………………………162
    11.5.3 生産情報公表「豚肉」の概要 …………………………163
    11.5.4 生産情報公表「農産物」の概要 ………………………164
  11.6 認証現場の実際 ………………………………………………165
    11.6.1 検査員のレベルの統一…………………………………165

11.6.2　申請者の基準の理解……………………………………166
　11.6.3　今後の認証制度の動向…………………………………166

12. 有機認証制度と検査員の役割 …………………………**169**

12.1　有機認証の歴史 ……………………………………………169
　12.1.1　オーガニック／有機とは………………………………169
　12.1.2　「オーガニック」の歴史 ………………………………170
　12.1.3　オーガニック検査と認証の始まり……………………170
12.2　オーガニック検査・認証 …………………………………171
　12.2.1　JAS ………………………………………………………171
　12.2.2　有機農産物および有機農産加工食品…………………172
　12.2.3　有機農産物および有機農産加工食品の基本ルール…172
　12.2.4　認定の流れ………………………………………………173
　12.2.5　認定関係者………………………………………………174
12.3　検査員の業務 ………………………………………………175
　12.3.1　検　　　査………………………………………………175
　12.3.2　オーガニック検査員の業務の流れ……………………176
　12.3.3　「検査時に持参するもの」の例 ………………………176
　12.3.4　オーガニック検査員の役目……………………………177

13. ビジュアル型GAPシステムの導入 ……………………**183**

13.1　ビジュアル型GAPシステムとは …………………………183
13.2　ビジュアル型GAPの仕組みと狙い ………………………184
　13.2.1　ビジュアル型GAPの仕組み ……………………………184
　13.2.2　携帯電話活用による正確なデータ登録と
　　　　　リアルタイム生産データの登録システム………………188

13.2.3　農薬等データベースの利用……………………………………190
　13.2.4　ネットワーク型ビジュアル規範進捗，
　　　　　監査支援システム…………………………………………191
13.3　実験結果のまとめ ……………………………………………………192
　13.3.1　成　　　果………………………………………………………192
　13.3.2　課題と問題点……………………………………………………198
13.4　実証実験の総合的まとめ ……………………………………………201
　13.4.1　実証実験の結果…………………………………………………201
　13.4.2　ITシステムの活用 ……………………………………………202
　13.4.3　今後の課題………………………………………………………203

14. 食品事故の事例と企業責任 …………………………………205

14.1　食品事故とその対策 …………………………………………………205
14.2　食品事故事例とその問題点 …………………………………………208
　14.2.1　学術的安全性と商業的安全性……………………………………208
　14.2.2　食品中の指標微生物の問題………………………………………209
　14.2.3　食品事故の実際……………………………………………………210
　14.2.4　食品事故と企業責任………………………………………………212
　14.2.5　消費者の視点で考える食の安全・安心…………………………214
14.3　グローバルスタンダードにおける生鮮物の安全性 ………………215
14.4　国際標準化機構（ISO）における「ISO9000：2000，
　　　ISO15161：2001，ISO／FDIS22000」の実態と課題………216

1. 序論　安全と安心

1.1　食品の安全

　食品に関する事件というと，BSE の発生や無登録農薬事件とともに，産地偽装や虚偽表示の問題が挙げられることが多い．これらが同じ問題として挙げられることに既に誤解が存在する．安全と安心は，通常，「安全・安心」というようにセットで用いられることが多く，このことが安全と安心は同意語であるかのような誤解を与えてきた（注1）．安全と安心はきちんと分けて考えるべきであり，食品の安全性を確保するための方策と，食品を消費する際の安心を提供するための方策は，当然相違すると考えなければならない．それぞれに異なる方策を考える必要があるのである．

　最初に安全と安心は異なる次元の問題であることを明らかにする．近年，多発した食品関係の事件は安全と安心という観点から見ると二つに分けることができる．一つは食品の「安全性」そのものに関する事件であり，消費者の生命や健康に直接関与する事件，他の一つは「安心」に関わる事件であり，普通は生命や健康に直接関わらないと考えられる事件である．BSE や無登録農薬事件のように食品そのものの安全性が問題になった事件，食品の属性が問題になった事件が前者に当たる．BSE 感染牛発見直後に続発した産地偽装や不正表示事件の多くは，食品の属性というよりは食品に添付された情報の信頼性が問題とされた事件であり，後者に当たる．中には安全性に疑問を持たざるを得ない食品を，そのことを伏せて販売する，というようにどちらにも該当する事故・事件

もあるが，この場合でもきちんと二つの側面を分けて論じなければならない．

　安全を定義するためにはリスクという概念を導入する必要がある．安全か否かは，リスクが存在するか否かで判断される．アンテルは食品の安全を「リスクの存在しない状態」と定義し，安全性は以下の式で計ることができるとしている（注2）．

$$安全性 = 1 - リスク = 1 - （病気になる確率）$$

　無論，上式は確率的に安全性の度合いを計るための式であり，1に近くなればなるほど安全性が高まるということを意味しているだけである．具体的な数値として，例えば0.9以上が安全ということを意味しているわけではない．上式は病気にならない，すなわち，安全な状態と確実に病気になる，という状態との間に広範ないわばグレーゾーンが存在すること，リスクの大きさ次第で安全性は高くなったり低くなったりすることを示しているに過ぎない．

　食品に関するリスクを説明するためには，まずハザードについて説明しなければならない（注3）．ハザードとは生命・健康に悪影響をもたらす可能性のある食品中の物理学的・化学的・生物学的要因，あるいは食品製造工程をいう．例えば食品中の金属片などの異物は物理学的ハザードであり，食品中の毒物は化学的ハザード，食中毒の原因となる病原微生物などは生物学的ハザードといえる．また，加工現場においては受け入れた原料そのものの安全性や，不十分な加熱・冷却による微生物の増殖などによるハザードの他にも，工場内での鉛筆の使用や，施設・設備の衛生状態などのハザードが知られている．リスクはこのハザードが発現することによる影響と，ハザードが発現する確率の関数である．アンテルの式にも示されているように，リスクは確率的に考えなければならない．しかし，残念ながら多くの日本人はこの考え方に未だ慣れていないといえる．食品の安全を考える場合には，絶対安全ということは期待

できないこと，グレーゾーン内での選択になることをまず理解しなければならない．

「安全」は，アンテルが指摘したように，通常，リスクの存在しない状態と定義される．100％安全ということは考えられないので，先の定義でも存在しないという言葉はリスクがゼロであることを要求しているわけではない．消費者が許容できるレベルにまで削減されている状態ととらえるべきである（注4）．食品の消費には常にリスクがともなう，ということをこれまで消費者は認識してこなかった．小売店店頭に並んでいる食品は基本的に安全であり，商品に貼付されているラベルなどの情報は安全を示しているものと漠然と信じてきたのである．BSE事件以降に続発した不正表示事件は，それが誤解でしかないことを明らかにし，消費者の表示そのものに対する信頼を大きく損ねることになった．

食品が安全かどうかは，個々の消費者の認識や身体的特徴，健康状態によっても異なり，最終的には消費者が個々に判断すべきことである（注5）．一般人にとっては何でもない食品が，アレルギー体質の消費者に対して深刻なダメージを与えることはよく知られている．ハイリスクグループと呼ばれる小児・高齢者・免疫力の低下した者などにとっては多くの食品が避けなければならない，リスクの高い食品となる．

さらに個々のリスクをどの程度に見積もるか，どの程度重大視するか，というリスク認知が個々人で異なることは，リスク研究者の間では広く知られている．同じリスクであっても対応が個々人で異なるのはこのためである．通常は，食品に関するリスクを考えるのに個人の反応までは考慮に入れない．しかし，アレルギーの例のように個人的特性によってリスクの大きさが変わってくる場合が多々ある．社会的に許容される，という程度の漠然とした定義しかできないのは，食品に関するリスクのこのような性質による．

いずれにしろ，安全は，リスクの裏返しとして，ハザードが発現することによって悪影響を及ぼす確率とその程度の関数として考えられる．

リスクは食品そのものが備える物理学的・化学的・生物学的属性の問題，すなわちモノの問題として考えることができる．

リスクの程度は科学的に計ることができる．リスクを計るのがリスク評価である．リスクを削減するための方策を考えるのはリスク管理の機能であり，これによってリスクレベルを管理する．リスク管理でどのような対策を取るべきかの議論は，リスク評価とは異なり，立場の異なる関係者間の意見を聞きながら進められる経済的・政治的過程としてとらえることができる．リスク対策を取るための費用と，リスク対策を取ることによって防ぐことができる被害の大きさとが比較され，実際に取るべき対策が決められる．食品の場合には悪影響，すなわち，被害そのものが生命に関わることでもあり，一律に大きさを計算し難い側面がある．10年間に1人死ぬかも知れないという事態を避けるために数十億円の費用をかけて対策を立てるよりは，運悪く死んだ人の遺族に対して10億円の補償金・弔慰金・慰謝料などを支払った方が経済合理的である，というのも一つの考えである．このようにリスクの存在を科学的見地から指摘することはできても，リスクをどのように管理するかという問題に対しては，難しい面が多く，多くの議論が存在する（注6）．

リスクには発生のメカニズムがある程度科学的に明らかになっている既知のリスクの他にも，遺伝子組換え食品のように，リスクの存在自体が議論になっている場合もある．このような潜在的リスクとでも呼ぶべき場合にはリスク管理ではなく，予防原則に則った，異なる対策が取られている（注7）．ここでは議論を複雑にするのを避けるために，このような潜在的リスクについて，改めてきちんと区別して議論することはしない．

以下の議論では「安全」を，客観的・科学的に検証することのできる商品属性に関わる問題，すなわち，モノの世界の問題としてとらえる．

1.2 安　　心

　「安心」も「安全」同様，定義しようとすると困難な概念である．安全がリスクの存在しない状態と定義されたのにならうと，安心は不安の存在しない状態と定義することができる．不安は分からない（不確実性，不確定性）という状態の下で，心の中に発生する．「安心」は消費者の心の中の問題であり，心理的・精神的な問題，あるいは主観的な問題であるといえる（注8）．不安の原因には将来事象のように起こるまで分からないという場合と，事象としては既に発生しているが，情報が提供されていないために分からないという場合がある．前者のうち統計的に発生が予測できる場合は保険をかけることで不安を削減することが可能であるが，それ以外の場合は事象が発生してから対処するしか方法はない．このような事態に対する準備がいわゆる危機管理である．後者，情報が提供されていないために分からないという場合には，事象に関する情報を適宜，適切な方法で提供することで不安を削減することができる．例えば，ほとんどの受験生とその家族は入学試験の結果が発表されるまでは不安にさいなまれることになるが，この不安を解消するためには早期に発表してしまえばいいといえる．たとえ結果が落第だったにしろ発表後には受験生とその家族の不安は解消する．

　食品をめぐる不安は，主に後者，十分に情報が提供されていなかったことによる場合が多いと考えられる．これまで安心をもたらすだけの情報が十分提供されてこなかったのである（注9）．BSE発生後の消費者の混乱はその典型である．安心は消費者の心の中の問題，精神的な問題である．心に働きかけるためには情報が必要になるという意味合いにおいて，「安心」は情報の世界の問題といえる．しかし，いかに安全をアピールしたところで，消費者が信用しなかったら，消費者の心の中に安心は生まれない．現在，食品関係者が行わなければならないのは，安全に関する情報を十分提供し，消費者が自ら安全と考えられる商品を選択

できる仕組みを構築することである．

東京都の食品安全推進計画では，安全は「食品にはリスクが潜在することを前提に，最新の科学的知見に基づいた対策が講じられ，健康への悪影響の可能性が最小限となっている状態」，安心は「食品にリスクが存在することや，安全確保に向けた様々な取り組みがなされ，健康への悪影響の可能性が最小限となっていることに関して，都民が十分に情報を得ることができ，不安や疑問が解消され，事業者や行政の取り組みに対して多くの都民の信頼が醸成されている状況」と定義している（注10）．

通常，安心の提供はリスクコミュニケーションの役割として考えられている．しかし，どのような情報を，どのタイミングで，誰が消費者に対して公表するのかなど，この面に関しては不明な部分が多いというのも事実である．余りにも多くの情報を出し過ぎること，すなわち情報を氾濫させることによる消費者の混乱も考慮しなければならない．さらにコミュニケーションというからには，一方的なメッセージの伝達，宣伝や説得とは異なるはずであり，何らかの合意が目指されていると考えなければならない．コミュニケーションの主体は行政なのか食品関係企業なのか，消費者はどう関与すべきかなど，安心に関しては研究されなければならない課題が山積している．

上記のように安心に関しては未だに解決を待つ問題が多いことを前提にした上で，ここでは安心を消費者の心の中の問題であり，心に働きかけるためには情報の提供が必要である，という意味で，情報の世界の問題としてとらえる．

1.3 安全の確保

真に安心を提供するためには商品そのものが安全でなければならない．安全のないところには真の安心はあり得ない．安全は安心の前提条

件であるといえる．そのような意味では，より重要なのは安心の提供ではなく安全の確保である．商品そのものが安全でなければいくら情報を提供しても意味がない．安全を確保するためのシステムをきちんと導入してはじめて安心を伝える情報が活きてくるといえる．

　最初に安全性を担保するための手段について考える．食品の安全性を確保するための方策として国際的に評価が高く，導入を奨励されているのが HACCP（Hazard Analysis Critical Control Point）システムである．HACCP については本書の他の章で詳細に議論されるので，ここでは HACCP を機能させるための前提条件のいくつかについて簡単に紹介する．

　HACCP は簡単にいうと，リスクの生じそうな工程（重要管理点 CCP：Critical Control Point）を特定し，そこで許容できる範囲にまでリスクを削減する手段を講じることによって，最終製品の安全を担保しようとする仕組みである．HACCP は食品に関するリスク管理の主要な手段であり，少なくとも既知のリスクはこれで回避することができる．すべての CCP においてリスクを減らすことによって，より安全な商品を供給できるのである．しかし，いかに HACCP を導入しても従業員の衛生意識や遵法意識がともなわないのでは安全な食品を提供することはできない．2000 年に HACCP 承認工場で発生した食中毒がこのことを如実に示している．

　HACCP プランで定められたルールをきちんと守ってさえいれば，多くの事故・事件は未然に防げたはずなのである．しかし，HACCP 承認工場から中毒事件が発生したことからも分かるように，いかに優れたシステムを導入しても関連従業員の知識が不足していたり，事故が起きた場合の対処法がきちんとしていなければ何の効果も期待できない．HACCP システムを形ばかり導入したのでは安全を確保したことにはならない．食品の生産・流通活動に携わるすべての関係者の安全に対する意識が変わらなければ安全を担保することはできない．さらに多くの産

地偽装事件で話題になった不正表示などを避けるためにも順法精神（コンプライアンス）が必要となる．法を守る，拡大解釈してごまかしたりはしない，という精神が欠けている場合，いかに良くできたシステムを導入しても食品の安全性を守れないことは明らかである．

HACCPを有効なものとするためには，HACCP以前に基盤として守られなければならない要件，前提となるプログラム（PP : Prerequisite Programs）が存在する．PPの中には衛生標準作業手順（SSOP : Sanitation Standard Operating Procedures），適正製造規範（GMP : Good Manufacturing Practices），適正農業規範（GAP : Good Agricultural Practices）などの適正活動規範が含められる．

特に，生産者が守るべき衛生基準を定めたものということができるGAPについては日本では未だに目新しい概念であるが，欧米では以前から開発・導入が進められていた．ようやく日本でも安全性を担保するためにはどのような点に注意しなければならないのか，圃場（ほじょう）から出荷までのいわゆるCCPについての整理が進んできたところであり，民間によるJ-GAPの開発が始められている．また，現在，生産者団体が普及を図っている生産履歴の記帳は安全な農産物を生産するための基本的な作業である．記帳することで安全性を担保できるわけではないが，そのためには欠かせない基盤となる作業といえる．

食品の安全は従業員の意識改革，衛生管理システムの導入，HACCPなどの科学的システムの導入などを総合的に行うことによってはじめて担保できる．

1.4 安心の提供

次に安心の提供について考える．先述のように食品安全性に関しては，情報が十分提供されていないことによる不確かさ，リスクコミュニケーションの不足によってもたらされる不安が多いと考えられる．適宜

1.4 安心の提供

必要な情報を公開していれば防げたであろうというケースが多いのである．BSE事件にしてもあれほど影響が大きくなったのは，BSEに関する情報，どのような経緯で発症し，人間にはどのような経路で感染するのかなどについて，予め消費者に十分な情報を開示していなかったためと考えられている．発見後にも十分な情報が提供されず，不安の下で情緒的な反応が拡大し，あれほどの騒ぎとなったのである（注11）．

消費者に情報を提供する手段として最も普及しているのは表示，商品に直接情報を添付するという方法である．食品表示に期待される基本的機能は安全性を含む何らかの品質を保証し，消費者の選択に役立つというものである．食品に貼付された情報は消費者が購入する際，直接目にするものであり，正確な情報提供が求められる．表示にはJAS法や食品衛生法で定められた義務的な表示と，メーカーあるいは小売業者が商品差別化のために行う自主的表示とがある．表示は消費者に安心を提供する上で欠くべからざるものであり，表示の信頼性を保つことは行政に課された重要な義務である．表示内容の信頼性を保証するためには，後述するように何らかの検証制度あるいは認証制度が必要となる．

食品の安全に関するどのような情報を，誰が，どんなタイミングで提供すれば消費者に安心を届けられるのかについては，先にも触れたように，これまでに十分な研究蓄積もなく不明な部分が多い．商品にラベル表示するだけで意図が十分伝わるのか，効率的に伝えるためにはどのようなデザインが相応しいのか，JASマークなどのマークだけで良いのか，表示の意味を詳細に伝える必要があるのか，というような基本的なことですらよく分かっていない．さらに最近利用されることが多いwebでの情報開示についても，常に公開しておく必要があるのか，要求に応じて開示できればいいのか，というような基本的なことに関しても今のところ関係者間での合意はない．

食品の安全性に関する情報提供の手段として注目を浴びているのがトレーサビリティシステムである．食品がどのような経路をたどって，誰

の手を経て消費者にまで届けられたのか，という流通経路に関する情報，食品の所在に関する情報を提供するのがトレーサビリティシステムである．真の安心を提供するためには生産者から始まって小売業者まで，食品が誰の手を経て消費者にまで届けられたのかという情報とともに安全性に関わる情報，消費者に届けられた食品が届くまでの過程でどのように取り扱われてきたのかに関する情報が必要になることは明らかである．食品の出自や流通経路をたどることができなければ安全に関する情報に至ることはできない．どの生産者・組織・企業がどの食品の生産・流通に関与してきたのかを知ることが安心の前提条件である．もちろんトレーサビリティ，すなわち，流通経路に関する情報を提供するだけでは消費者に安心を提供することはできない．食品の安全性そのものに関わる情報が必要になる．

　食品の安全に関してどのような情報を提供すべきか，すなわち，提供されるべき情報の種類・範囲は，最終的に消費者が何を望んでいるかによって決められる．情報開示の程度によって消費者が受ける安心度が異なってくることを考えると，恐らく，消費者が市場行動を通じて決定することになると思われる．消費者が必要と考える情報を一部の企業が開示し，他企業が開示していないとなると，消費者は何か隠されているかも知れないとの危惧を抱くことになり，開示していない企業の食品を敬遠することになるであろう．

　安心を提供するためには，表示やトレーサビリティなどを通じての消費者に対する情報の提供が前提となる．この意味で安心は情報の世界の問題である．

1.5　安全・安心の裏付け

　最近，「顔の見える関係」という言葉が目に付くようになった．消費者の信頼を失ったのは生産者と消費者との距離が大きくなったため，顔

が見えなくなったため，というとらえ方に基づいた流れである．しかし，単に顔が見えるからと言って食品の安全性が保証されるわけではない．確かに，かつては消費者の直ぐそばで生産が行われていた．だからといって必ずしも安全だったというわけではない．都市部では消費者の傍らで農薬を散布し苦情が出されるというケースも多発していたのである．顔が見えなくなったからといって，食品の安全性が変化した訳ではない．安心できなくなったのである．消費者は生産者の顔を見たいわけではない．生産者の顔の背後に安全を見たがっているのである．この意

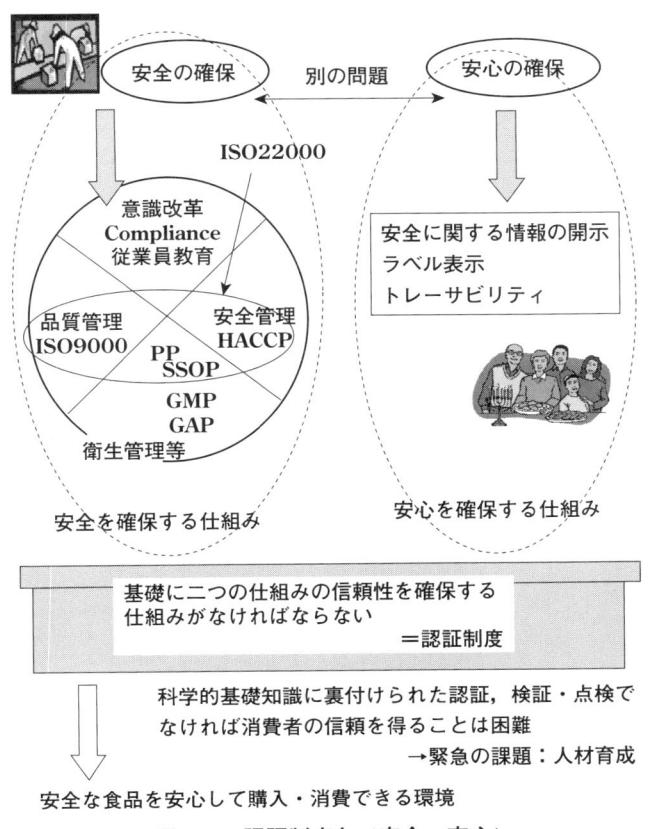

図 1.1　認証制度と〈安全・安心〉

味では「顔の見える関係」を真に「安全の見える関係」にレベルアップする必要があるといえる．しかし，全ての消費者が直接産地に赴いて安全を確かめることは不可能である．自分で安全を確かめたいと思っても，消費者と産地の距離は既に開きすぎているし，全ての消費者が時間をかけて産地を訪れられるわけではない．自分で確かめられない消費者に代わって安全を確かめるのが認証制度である．認証員が個々の消費者に代わって，安全に生産されているかどうか，リスクの高い食品を提供する可能性がきちんと制御されているかどうかを確かめるのが認証制度である．その意味で認証・検証に携わる者の責任は極めて重いといえる．

　認証制度は消費者に代わって，食品が安全に生産・加工・流通されているかどうかを確認する制度である．いくら安全に生産しても，そのことをきちんと消費者に伝達できなければ安心を提供することはできない．さらに安全に生産したことを消費者に伝えたとしても，その情報が信頼できないのでは安心を提供することはできない．安全であることを，信頼できる情報として消費者に伝えるのが認証制度の役割と言える．安全に生産・加工・流通させ，そのことを消費者に伝え，さらにその情報の信頼性を保証してはじめて安全な食品を安心して購入・消費できる環境ができる．その意味で認証制度は「安全な食品を安心して消費する環境」を構築するために必要な条件であるとともに最後の仕上げであるといえる．認証に関しては認証に携わる者だけが知っていればいいというわけではない．認証を受ける側，認証を課する側はもちろん，消費者にとっても認証の意味を知ることによってはじめて適切な商品選択ができることになる．認証制度は関係業者と消費者とがともに積極的に関わることによって進化していくのである．

　認証を適切に行うためには認証の背後にある要因をきちんと理解している必要がある．何故認証が必要になったのかを理解しないままでは十全な認証はできない．そのためには農業の生産現場から，流通現場，消

1.5 安全・安心の裏付け

費現場までの食品の安全性に関する広範で多様な知識を必要とする．現在，日本にはこのような能力を備えた人材が極めて不足している．本書が目的としているのはこのような人材を育成することであり，認証制度の背後に存在する科学的知識を伝えることである．

【注】

（注1） 日和佐は参考文献3）の中でトレーサビリティが食品の安全性を担保する手段であると誤解され，トレーサビリティが導入されていれば，その食品は安全であるという誤解が広がっていることに懸念を表明している．

（注2） アンテルは，政府による食の安全規制の効率性について経済学的に考察した参考文献1），p.38 において，安全性を先のように定義している．

（注3） 通常，リスクは危険，ハザードは危害と訳される．しかし，危険や危害という日本語の持つ意味と英語圏で生まれた risk, hazard という言葉の持つ意味は微妙に異なっている．例えば危険という言葉を聞いて確率を思い出す日本人は少ないであろう．このようなことを考慮して，あえてここでは危険，危害という言葉を用いず，リスク，ハザードという言葉を用いる．

（注4） 新山は「リスクが社会的に許容可能な水準に押さえられている状態」と定義している（(参考文献7), p.5）．

（注5） どこまでが消費者個人の責任であり，どこからが行政の責任であるかについては議論がある．

（注6） この点については参考文献6），p.130-134 において検討されている．

（注7） 予防原則（precautionary principle）については概念自体の曖昧さもあり，非関税障壁との絡みで問題になることが多い（工藤春代：科学的不確実性が存在する場合のリスクマネージメント—欧州連合の「予防原則」—，参考文献7），p.77-89）．

（注8） 中嶋は安全を客観的な尺度，安心を主観的な尺度としている（参考文献5），p.33）．

（注9） 実際には，どのようなタイミングで，誰が，どのような内容の情報を提供するかによって消費者の受け取り方は異なってくる．堺市での食中

毒事件に端を発したカイワレ業者と厚生省との係争事件は，消費者との関係ばかりではなく関係業者との関連も考慮しなければならないことを示唆している．

（注10）　参考文献4），p.8参照．

（注11）　「BSE問題に関する調査検討委員会」の報告書でもこのことは厳しく指摘されている（参考文献2））．

参 考 文 献

1) Antle, J. M. : Choice and Efficiency in Food Safety Policy, The AEI Press, Washington, D.C.（1995）
2) BSE問題に関する調査検討委員会：BSE問題に関する調査検討委員会報告（2002）
3) 大田博昭他：座談会　安全・安心につながるトレーサビリティとは何か（1）—指摘されるアカウンタビリティとインテグリティの欠如—，月刊 *HACCP*, **9**（9），84-93（2003）
4) 東京都：東京都食品安全推進計画，東京都（2005）
5) 中嶋康博：食品安全問題の経済分析，日本経済評論社（2004）
6) 中嶋康博：食の安全と安心の経済学，コープ出版（2004）
7) 新山陽子編：食品安全システムの実践理論，昭和堂（2004）

〔松田友義〕

2. 植物の病気と食品の安全性

2.1 食の安全性を脅かす植物の病気

2.1.1 植物病害の概要
1） 病気の発生原因

　葉の枯れや奇形，果実の腐敗，株の萎凋(いちょう)など，植物体に何らかの異常が生じる現象を病気という．その原因すなわち病原は，非生物性病原と生物性病原に大別される．非生物性病原には，栄養分や土壌水分の過不足，強風や日照の過不足，低温や霜などの不良気象，大気汚染物質，有害産業廃棄物，農薬害などがある．これらによって生じる病気は伝染性がなく，一般に生理病とも呼ばれる．一方，生物性病原とは，菌類（カビ），細菌（バクテリア），ウイルス，ウイロイド，ファイトプラズマ，線虫，ダニ，藻類，寄生性植物など，植物に寄生して異常を引き起こす生物で，これらは病原体と呼ばれる．このうち，菌類や細菌などの微生物は，一括して病原菌あるいは病原微生物と呼ばれることが多い．ウイルスとウイロイドは厳密な意味では生物とはいえないが，増殖という生物的側面を強くもっているので，病原体に含められる．病原微生物は植物に寄生しその成分を栄養源として増殖するため，それによって発生する病気は寄生病とも呼ばれる．増殖した病原体は，同種の植物に次々と伝染して病気を拡大していくために，時として農作物の生産に壊滅的な被害を与える．また，病原微生物自体が生産する有害物質によって農産物が汚染され，ヒトや家畜に被害を与えることも少なくない．

　植物の根や葉などの周囲には多くの微生物が存在するが，その大多数

は植物の持つ生体防御機能（抵抗性）のために侵入することができない．この抵抗性に打ち勝って植物に侵入し病気を起こす能力を持ったものが病原体である．植物が病気になる場合は，その発生を左右する以下の三つの要因が関与している．すなわち，病気を起こす直接の原因となる病原体（主因），病気にかかりやすい性質を持つ植物（素因），病気の発生を促す環境条件（誘因）である．病原体はそれに感受性を持った植物にだけ感染することができ，その植物の種類は病原体によって決まっている．例えば，イネいもち病はいもち病菌というカビによって引き起こされるが，この病原菌に感受性を持つイネ以外の植物には病気は発生しない．さらに，窒素過剰や夏季の低温，日照不足，高湿度など，植物の組織が軟弱になって抵抗力が低下し，かつ病原体の活動に適した環境条件になると病気の発生が促される．つまり，図 2.1 に示したように，以上の 3 要因が満たされた場合に病気が発生する．そして，病気の発生の程度はそれぞれの要因の大きさによって左右される．

2） 主な病原体の種類と特性

植物の病気の大多数は生物性病原が原因となって発生する伝染病で，そのうちの約 80％は菌類，約 10％は細菌，残りの約 10％はウイルスおよびその他の病原が原因となっている．ここでは，植物病原体として特に重要な菌類，細菌，ウイルスについてそれぞれの特性を簡単に説明しておく．

a） 菌類（カビ）

菌類は真核生物に属する微生物で，葉緑体を持たない．栄養体として糸状に連なった細胞（菌糸）を持つことから糸状菌とも呼ばれる．繁殖体として胞子を生産し，それを飛散させることによって生息範囲を拡大する．つまり，胞子

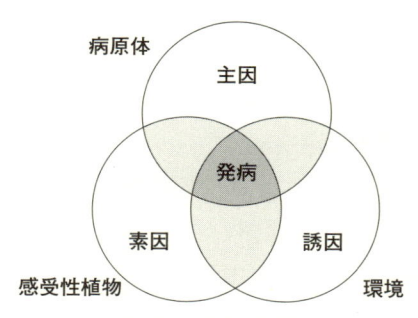

図 2.1　病気の発生に関与する要因と発病との関係

は病気の伝染に重要な役割を果たしていると言える．植物病原菌類の多くは酵素や毒素，植物ホルモンなど様々な物質を生産し，それによって植物に特有の病徴を引き起こすことが知られている．しかし，これら病原菌の中には発がん性マイコトキシンなどの有害物質を生産して農産物を汚染するものもある．

　菌類の分類は主としてその形態的特徴に基づいており，菌糸体の形成の有無によって変形菌類と真菌類に大きく分けられている．さらに栄養体や繁殖体の形態や形成様式，有性生殖器官の特徴によって分類される．植物病原菌類を簡単に整理すると以下のようになる．

＊変形菌類……菌糸体を欠き，栄養体としてアメーバ状の変形体を形成する．これに属する代表的な病原菌はアブラナ科植物根こぶ病菌．
＊真　菌　類……菌糸体を形成し，ほとんどの病原菌がこれに属する．
　・鞭　毛　菌　類：菌体は無隔壁の菌糸からなる．鞭毛(べんもう)を持った遊走子を形成し，有性生殖によって卵胞子を形成する．重要病原菌として，ジャガイモやトマトなどに激しい被害を与える疫病菌や各種植物に苗立枯病を引き起こすピシウム菌が属する．
　・接　合　菌　類：菌体は無隔壁の菌糸からなる．有性生殖によって接合胞子を形成する．
　・子のう菌類：有隔壁の菌糸を生じる．有性世代において子のうを形成し，その中に子のう胞子を作る．各種植物のうどんこ病菌，イネいもち病菌，キャベツ菌核病菌，リンゴ黒星病菌など，病原菌として重要な種が多く含まれている．
　・担　子　菌　類：有隔壁の菌糸を生じる．いわゆるキノコの仲間が多く，有性生殖によって担子器を形成し，その上に担子胞子を形成する．森林樹木や果樹などに被

害をもたらすナラタケ病菌や紫紋羽病菌,各種植物のさび病菌,イネ紋枯病菌などが含まれる.
・不完全菌類:有性世代が無いかまだ明らかにされていない菌群であるが,大部分は子のう菌類に属すると考えられている.これにも,各種植物を侵す炭そ病菌や灰色かび病菌,萎凋病菌など重要な病原菌が多く含まれている.

b) 細　　菌

細菌は原核生物(核が核膜で隔てられていない)に属し,大きさ1〜数 μm の単細胞生物である.形態は種類により様々であるが,植物病原細菌のほとんどは細長い楕円形(桿状)で,1〜数本の鞭毛をもっている.細胞外層は粘性層や莢膜で被われる.特に粘性層を構成する細胞外多糖は外的環境から細胞を保護するほか,細菌によってはそれが植物の導管を閉塞して萎凋症状を引き起こす原因となっている.

病原細菌は気孔や水孔などの自然開口部や傷口から侵入し増殖する.菌類と同様に,その過程で様々な物質を生産し,組織の腐敗(軟化)や枯損,肥大,斑点,株の萎凋などの病徴を引き起こす.病徴発現に関わる主な物質としては,組織分解酵素(ペクチナーゼ,セルラーゼなど),毒素,植物ホルモン,細胞外多糖質などが挙げられる.しかし,植物病原細菌の生産物の中で人畜に毒性のあるものはほとんど報告がない.

c) ウイルス

ウイルスは,普通の光学顕微鏡では観察できない微細な粒子で,生きた細胞内でのみ増殖し,様々な生物に病気を引き起こす.その形態は,球状,棒状,ひも状など種類によって異なるが,基本的には遺伝情報を担う核酸(植物ウイルスのほとんどはRNAを持つ)とそれを包むタンパク質とで構成されている.したがって,細胞を基本単位とする一般の生物とは異なって代謝機能を持たず,その増殖に必要な物質やエネルギーはすべて宿主細胞に依存している.

植物ウイルス自身は機械的に生じた傷口や，昆虫やダニ，線虫などの吸汁行動を介して宿主細胞内に侵入する．多くの場合，細胞内に入ったウイルス粒子は，外皮タンパク質の離脱（脱外皮），核酸の複製，タンパク質の合成という過程を経て増殖し，新たに作られたウイルス粒子は植物体内を全身的に移行してさらに増殖する．その結果，植物体の各器官に対して生理的障害を起こし，葉に斑紋が生じたり株が萎縮したりするなど様々な病徴が現れる．多くの植物に発生するモザイク病はウイルス病の代表的な症状である．

植物ウイルスの種類は海外を含めて700種以上知られているが，その半数近くがアブラムシやウンカ，ヨコバイなどの昆虫により媒介される．そのため，ウイルス病は伝染の範囲が広く，有効な防除薬剤もないこともあって，農業上の被害はきわめて大きい．しかし，ウイルス自体の持つ遺伝情報は主としてその増殖や虫媒伝染などを担うもので，有害成分の合成に関わるような遺伝情報は持たない．

2.1.2　植物病原菌の生産する毒性物質（マイコトキシン）

菌類や細菌などの微生物はその生育過程で様々な代謝物質を生産し，植物病原菌ではそれが病徴発現に強く関わっているものもある．しかし微生物の代謝産物のなかには脊椎動物に発がんや神経障害，臓器出血などの被害を及ぼすものもあり，特に菌類が生産するそのような毒性物質（毒素）はマイコトキシン（mycotoxin）と呼ばれている．*Aspergillus* 属菌，*Penicillium* 属菌，*Fusarium* 属菌が主な生産菌であるが，それぞれ構造の異なるマイコトキシンを生産する．問題となるのは，これらの菌類に侵された農産物が食料や飼料に使われる場合である．マイコトキシンによる食品汚染の例としては，*Aspergillus* 属菌によるピーナツやトウモロコシの汚染，*Penicillium* 属菌によって起こる黄変米がよく知られている．例えば，わが国では戦後タイやミャンマーから米を輸入した時期があったが，輸入米の多くは黄色に変色しており，黄変米と呼ばれ

た．味も悪かったが食糧難であったために，主食あるいは煎餅(せんべい)などの加工品として多くの国民の口に入った．ところが，それを食べ続けた人間に肝硬変が多発し肝臓がんによる死者が多数出たという．近年，わが国においてはマイコトキシンの人畜に対する被害例はほとんどないが，それでも輸入穀物や飼料，時には国内農産物において種々のマイコトキシン汚染が報告されている．

マイコトキシンによる農産物汚染の多くは貯蔵中の穀物や果実などが病原菌に侵されて発生するが，栽培中の植物に病原菌が寄生して収穫後に汚染を引き起こすものもある．このように貯蔵中の収穫物に微生物が繁殖してその品質低下を招く被害は貯蔵病害と呼ばれる．以下に農産物の汚染を引き起こす主な菌類とその生産するマイコトキシンについて説明する．

〈*Aspergillus flavus*，*A. parasiticus*〉

コウジカビの仲間に属し，アフラトキシン，ステリグマトシスチン，オクラトキシンを生産する．特にアフラトキシンは B_1，B_2，G など10種類以上に分類され，強い発がん性がある．主にピーナツなどのマメ類やトウモロコシ，ムギなどに着生し，貯蔵管理が不適切な場合に繁殖して汚染を引き起こす．これらのマイコトキシンは熱で分解されることはない．

〈*Penicillium citrinum*，*P. islandicum*，*P. citreo-viride*〉

P. citrinum はタイ黄変米の病原菌で，シトリニンというマイコトキシンを生産する．*P. islandicum* によるイスランジア黄変米はエジプト米で発生したもので，この菌はルテオスカイリン，シクロクロロチンを生産する．また，*P. citreo-viride* はシトレオビリジンを生産することが知られている．これらのマイコトキシンは少量でも長期間摂取すると肝機能障害や肝がんを引き起こす．

〈*Penicillium expansum*〉

リンゴ青かび病の病原菌で，パツリンを生産する．毒性に関しては，

動物実験において，消化管の充血，膨張，出血，潰瘍などの症状が認められている．本毒素はリンゴに寄生した *Aspergillus* 属菌によっても生産されることが知られている．菌の寄生した果実から検出され，主にリンゴ果汁などの加工食品での汚染が知られているが，わが国ではその被害例はない．ミカンやその他の果実にも *Penicillium* 属による青かび病は発生するが，これらの病原菌にはパツリンの生産は認められていない．

〈*Fusarium nivale*, *F. graminearum*〉

Fusarium 属菌によって引き起こされる赤かび病は，主としてムギ類，トウモロコシ，イネなどのイネ科植物に発生する．その病原菌としてこれまでに17種以上の *Fusarium* 属菌が報告されているが，特に問題となっているのが上記の菌である．これらの菌は穂に感染して穀類の収量や品質を著しく低下させるだけでなく，ニバレノール（NIV），デオキシニバレノール（DON），T-2トキシンなどの一群のトリコテセン系マイコトキシンやゼアラレノンを生産する．そのうち，世界中で最も汚染被害の報告が多いものはDONである．トリコテセン系マイコトキシンはタンパク合成阻害作用があり，下痢，腹痛，発疹，嘔吐などの中毒症状を引き起こす．ロシアでは，赤かび病菌に汚染されていた穀類から作られたパンを食べ，無白血球症を伴う症状で数千人が死亡した例がある．

〈*Claviceps purpurea*〉

子のう菌類に属し，ライムギ，エンバク，オオムギ，コムギなどムギ類に感染して麦角病を引き起こす．ムギの開花期に菌の胞子が柱頭に着き，次いで子房に到達する．菌体はそこで繁殖し，多数の分生胞子とともに蜜液を分泌する．これに誘引されて飛来した昆虫に胞子が付着して他の健全なムギに運ばれ，同様に感染・発病を繰り返す．感染した子房が完全に菌に侵されると，菌糸が緻密に結合した黒紫色の偽柔組織（菌核）が形成される．これを麦角（ergot）という．麦角菌はエルゴタミン，エルゴメトリン，エルゴクリスチンなどの麦角アルカロイドを生産

し麦角に蓄積する．麦角の混入した穀粒を粉にして食べた場合に起こる中毒を麦角中毒（ergotism）と呼び，胃腸障害や知覚障害，痙攣などの急性症状を引き起こす．古くはヨーロッパなどでライムギを主食にしていた地方でその中毒が発生した例がある．しかし麦角アルカロイドは一方で産科領域における生薬（子宮収縮止血剤，偏頭痛剤など）としての利用も知られている．

〈*Trichothecium roseum*〉

本菌はメロン，キュウリ，トマト，イチゴ，リンゴなどの果実を主として侵し，ばら色かび病を引き起こす．発症部にはピンク〜橙色の菌糸体が生じる．本菌に侵された果実では果肉部が水浸状になって腐敗が進む．収穫前だけでなく収穫後（貯蔵中）にも発生し，罹病果実には強い苦味が感じられる．通常，このような果実を食べることはないが，罹病メロンでは果肉がやや過熟気味に見えるため，多少の苦味を感じつつもそれと知らずに食べる可能性もある．本菌はトリコテセン系のマイコトキシンを生産することが知られているが，果実での蓄積など詳細は明らかではない．

2.1.3 病原菌の感染によって植物で生産される物質

植物は病原菌の攻撃に対して様々な防御システムを備えている．その一翼を担っているのが抗菌性物質で，多くの微生物の侵入・蔓延を防いでいる．植物に含まれる抗菌物質には，それにもともと存在するものと，病原菌の感染を受けて初めて合成されるものとがある．前者の例としては，バラ科植物に含まれるアミグダリンという配糖体がある．本成分は植物が病原菌の感染を受けると分解されて最終的に青酸を生じ抗菌性を示す．また，植物に広く含まれるサポニン（配糖体の一種で植物の種類により構造が異なる）も多くの微生物に抗菌性を示すが，病原菌は宿主植物のサポニンに対して耐性を持つ．以上の他に，植物に普遍的に存在するクロロゲン酸やカテコールなどのフェノール類およびその酸化物に

も抗菌性があり，病原菌の感染によってその蓄積量が増加することも知られている．

一方，病原菌の感染によって誘導される防御反応は動的抵抗性と呼ばれるが，その発現に伴って様々な物質が植物体内で増加したり新しく合成されたりする．その一つに，ファイトアレキシン（phytoalexin）と呼ばれる低分子の抗菌性物質がよく知られている．ファイトアレキシンは1940年に疫病菌に感染したジャガイモで発見されて以来，現在までに200種以上の植物でその生産が認められている．構造的にはフラボノイド系，テルペノイド系，アセチレン系など多様であるが，植物種によって生産されるファイトアレキシンの種類は決まっている．いずれも微生物に対して広く抗菌性を示す．また，病原菌の感染過程で特異的に合成される高分子成分としては，PR-タンパク質（感染特異的タンパク質：pathogenesis-related proteins）が挙げられる．最初はウイルスに感染した抵抗性のタバコから見出された一群のタンパク質であるが，その後糸状菌や細菌の感染を受けた多数の植物からも見出されている．これまでに約20種のPR-タンパク質が知られており，PR-1からPR-11までのクラスに分類されている．これらすべての性状はまだ明らかにされていないが，糸状菌の細胞壁分解酵素（キチナーゼ，β-1,3-グルカナーゼ）やプロテアーゼインヒビター，抗菌性タンパク質などが含まれている．

以上のように，植物では抵抗性に関わる様々な成分が病原菌の感染によって変化を受けたり増加したり，あるいは新しく合成されたりする．その多くは抗菌性を持つが，動物細胞に対する影響（毒性）に関してはあまり知られていない．たとえ毒性があったとしても，マイコトキシンのように多量に生産されるわけではなく，病原菌の感染によって一時的に蓄積されるだけなので，食の安全性という面では今のところ問題視されてはいない．

2.2 植物の病害防除における安全性

　近年，野菜類などの産地形成に伴って土壌病害（土壌に生存する病原菌により引き起こされる病害）が原因となる連作障害の発生が多くなっている．その防除には臭化メチルやクロルピクリンなどの土壌くん蒸剤が広く使われているが，環境や健康への影響が懸念されている．例えば，臭化メチルは「オゾン層を破壊する物質に関するモントリオール議定書」に基づいて日本などの先進各国では2005年にその生産と使用を全廃するという国際的取決めが成立している．一方，急速に普及してきた施設農業では，閉鎖的環境下での作業者のために農薬にできるだけ依存しない安全な病害防除法の導入が求められている．また消費者も安全な農作物を求める傾向が強くなり，有機農産物の人気が高まってきている．特に最近は有機JAS認証制度が制定されるなど，農薬への風当たりはますます強くなってきた．このような背景のもと，環境保全型農業あるいは持続可能型農業が強く推進されるようになった．その中でも主要な位置を占めるのがIPM（Integrated Pest Management：総合的有害生物管理）である．すなわち，化学農薬や肥料の投入を抑制し，環境に負荷をかけない様々な手法を利用して病害虫の発生を抑える栽培法である．例えば，病害防除対策についてみると，太陽熱や熱水を利用した土壌消毒，微生物農薬の利用，有機物を利用した耕種的防除法など様々な方法がこれまでに試みられてきた．いずれも一般には安全な手法と考えられているが，それでもなお十分な安全性評価が求められている．

2.2.1　微生物農薬
1）　微生物農薬とは

　生物農薬とは，病害虫や雑草の防除に利用する目的で，微生物や天敵昆虫などを生きた状態のままで製品化したものと定義される．これらは，自然界に存在する生物であるが，防除を目的として使用する場合

は，「農薬取締法」によって農薬とみなされる．生物農薬に利用される生物群は，昆虫類や線虫，微生物に分けられ，昆虫類に対しては天敵農薬，微生物に対しては微生物農薬という語がよく用いられる．植物病害の防除に利用される微生物は，病原菌に拮抗的に作用してその活動を抑制あるいは死滅させたり，植物に抵抗性を誘導したりする機能を有している．このような微生物の持つ機能によって植物病害を制御する方法は生物防除（バイオコントロール）と呼ばれている．用いられる微生物の多くはもともと自然環境に存在するものである．また，これらの微生物は自然界に放出されても他の微生物などの作用によってそれだけが優先的に増殖することはない．したがって，自然界に存在しない合成化学物質よりも安全で，環境にやさしいと考えられている．また，耐性菌の出現という事態を招く可能性もきわめて低い．

わが国では生物防除に関する研究の歴史は古く，これまで数多くの微生物が分離され病害防除への利用が試みられてきた．多くの場合，土壌病害を対象にしたものであるが，一般に化学薬剤に比べて即効性に欠け，効果も不安定であるという難点がある．その理由としては，処理された微生物が様々な環境抵抗を受けて十分にその機能を発揮できないことが挙げられる．そのため，現場での信頼度は決して高いとは言えない．表2.1は現在までに病害防除を対象として登録された微生物農薬の一覧であるが，その数はこれまでの長い研究の歴史の割には極めて少ない．特に，土壌病害を対象としたものはほんのわずかで適用病害も限られている．このことは，複雑な土壌生態系の中で，導入した微生物の機能を十分に発揮させるのがいかに困難かということを物語っている．今後，微生物農薬を活用するためには，より効果的な施用方法や他の防除法との併用などの対策が求められるが，そのためには用いる微生物の特性を十分に把握しておく必要がある．

2)　微生物農薬の安全性

微生物農薬として用いられる微生物は，ヒトに対してはもちろん，施

2. 植物の病気と食品の安全性

表 2.1 病害防除を対象として登録されている微生物農薬 (2003 年 9 月末現在)

微生物の種類	商品名	対象作物	対象病害虫
*Agrobacterium rediobacter	バクテローズ	果樹類, バラ, キク	根頭がんしゅ病
Bacillus subtilis	ボトキラー水和剤	野菜類, ブドウ	灰色かび病
		野菜類	うどんこ病
	インプレション水和剤	トマト, ブドウ	灰色かび病
*Trichoderma lignorum	トリコデルマ生菌	タバコ	腰折病, 白絹病
Trichoderma atroviride	エコホープ	イネ	ばか苗病, もみ枯細菌病, 苗立枯細菌病
*非病原性 Erwinia carotovora	バイオキーパー	ジャガイモ, 野菜類	軟腐病
*非病原性 Fusarium oxysporum	マルカライト	サツマイモ	つる割病
*Pseudomonas fluorescens	セル苗元気	トマト, ミニトマト	青枯病, 根腐萎凋病
Pseudomonas sp. CAB-02	モミゲンキ水和剤	イネ	もみ枯細菌病, 苗立枯細菌病
Talaromyces flavus	バイオトラスト水和剤	イチゴ	炭そ病, うどんこ病

＊を付した微生物は土壌病害を対象にしたもの.

用される作物や環境中の他の生物にも有害な作用があってはいけない. 自然界に存在する微生物の中には人畜に有害なものも少なくはない. しかし, 自然生態系の中では多くの微生物が互いに干渉しバランスを保ちながら生存しているため, 通常はある微生物だけが優先的に増殖することはない. 微生物農薬の場合は, 自然の中でごく低い密度で存在する微生物を分離し人工培養して, それを大量に自然に放出することになる. これは生態系を攪乱しているかのように思えるが, 他の微生物による干渉作用を受けて速やかに元の密度にまで戻り, 自然のバランスが維持される. このことは逆に, 病害防除効果の持続期間が短いという微生物農

薬の大きなマイナス要因にもなっている．それはともかく，施用された微生物はたとえ短期間であれ高密度の状態にあるので，その影響は十分に考慮しなければならない．

　微生物農薬の安全性は，わが国の微生物農薬ガイドラインに基づいて評価されている．それによれば，ヒトや動物に対する安全性については，感染性（微生物が侵入後，増殖する），病原性（感染によって病気を起こす），毒性（感染はしないが，微生物の生産物が有害な反応を引き起こす），生残性（感染はしないが体内で一定時間後も死滅せずに生残する）の各項目について評価される．また，微生物農薬のヒトに対するアレルギー誘発性については，製造過程などでのアレルギー発症事例などに基づいて評価される．その他環境生物に対する影響については，淡水魚，淡水無脊椎動物，鳥類，植物，昆虫，土壌微生物などへの影響試験が高密度の菌を用いて実施される．

　微生物農薬の発病抑制機構には，病原菌に対する寄生や溶菌作用，栄養の競合，抗菌物質の生産，植物に対する抵抗性の誘導などがある．このうち，安全性が懸念されるのは微生物の生産する抗菌性物質である．用いられる微生物の中には抗菌性物質を生産するものが多く存在するが，その中にはマイコトキシンのように毒性のあるものも見出される．しかし，それを生産する微生物を環境中に放出しても，栄養が不十分なことや他の微生物の影響などで，それが優先的に増殖することはなく，その代謝産物も微生物に分解されたり土壌に吸着されたりする．したがって，施用する微生物に感染性や病原性がない限り，その生産物が栽培農作物を直接汚染する可能性は低いと考えられる．むしろ，微生物農薬の製造過程で蓄積した場合とか，貯蔵穀物や飼料などに混入して繁殖した場合が問題となる．

2.2.2　病害防除を目的とした有機質の利用

　持続型農業や循環型農業，有機 JAS などのキーワードのもとに，有

機農業に対する関心が高まっている．有機JAS制度とは，化学的に合成された肥料および農薬の使用を避けることを基本として，播種または植付前2年以上の間，堆肥などによる土づくりを行った圃場で生産された農産物を有機農産物として認証する制度である．農耕地に対する有機物施用の土壌改良効果は，物理的効果，化学的効果，微生物的効果に分けられる．このうち，物理的および化学的改良効果は主に作物増収効果として知られていたが，微生物的効果についてはそれに加えて病害防除面においても注目されている．有機物による土壌病害抑止効果は古くから経験的に知られていた．わが国における試験研究事例によれば，用いる有機物の種類や量，対象の作物や病害によって必ずしも一様ではないが，病害抑止効果があるという例は多い．しかも十分に腐熟（堆肥化）させた有機物に効果が現れやすい．この発病抑止機構には主として有機物に由来する微生物または有機物施用により活性化される微生物群が関与し，それらが病原菌の活動を抑制したり植物に抵抗性を誘導したりするためであると考えられている．したがって，これは広義の意味では生物防除に相当する．

　有機物の種類は，農林畜産廃棄物，食品産業廃棄物，家庭から排出される生ゴミなど多岐にわたる．通常これらは堆肥化された有機質肥料として用いられるが，それに含まれる成分は多種多様であり，中には重金属など有害物質混入の恐れがあるものもある．そのため，堆肥など品質のばらつきが大きい特殊肥料については，2000年10月から施行された改正肥料取締法によって品質登録が義務づけられるようになった．含有成分以外に問題となる点としては，堆肥化する過程あるいは堆肥施用に伴って活性化した微生物の安全性であろう．しかし単一微生物を扱う微生物農薬とは異なり，この系では多様な微生物が関与する．それらは互いに干渉し合いながら変遷するため，特定の微生物だけが優先的に増殖して農作物を汚染させる危険性はほとんどないものと考えられる．

2.2.3 遺伝子組換え植物の安全性

　植物の病気を回避するための手段として最も有望なのが抵抗性植物の育成である．一般的には，他の植物が持つ抵抗性遺伝子を交配によって目的の植物に導入する方法が採用されている．この方法では，遺伝子を導入できるのが交配可能な植物に限られ，しかも多大な時間と労力を費やさなければならない．ところが近年，バイオテクノロジーの進歩によって遺伝子組換え病害抵抗性植物の作出が可能となり，交配育種の欠点が解消できるようになった．現在，遺伝子組換え植物の安全性については社会的にも論議の対象となっているが，その結論はともかくとして，ここでは病害抵抗性植物を作り出すためにどのような遺伝子の導入が試みられているのかという点について紹介する．

1） 遺伝子組換え植物の作出法

　遺伝子組換え植物を作るには，まずその細胞内に特定の遺伝子を導入し，染色体の中にその遺伝子が組み込まれた細胞を増殖して植物を再生させるという過程を経る．現在行われている遺伝子導入法には，以下の方法がある．

① パーティクルガン法：遺伝子（DNA）を付着させた金粒子を高圧で目的の植物細胞に打ち込むことにより，植物の染色体に特定の遺伝子を組み込む．

② エレクトロポレーション法：目的の植物からプロトプラスト（細胞壁を除去した裸の細胞）を取り出し，これに電気パルスをかけながら特定遺伝子を導入する．

③ アグロバクテリウム法：花木や果樹など多くの植物の地際部にこぶを作る「根頭がんしゅ病」という病気がある．この病原体は *Agrobacterium tumefaciens* という細菌で，その細胞内に存在するプラスミド（環状の2本鎖DNA；Tiプラスミドと呼ばれる）の一部（T-DNA）を宿主植物の染色体に組み込む機能をもつ．組み込まれたT-DNAには植物ホルモンを生合成する腫瘍形成遺伝子があり，その

発現によって細胞が分裂・増殖し，植物体にこぶが形成される．本法はこの機能を利用した遺伝子導入法である．つまり，T-DNAの腫瘍形成遺伝子を有用遺伝子に置き換えたTiプラスミドを作り，これを細菌に戻して植物体に感染させると，目的の有用遺伝子が染色体に組み込まれる．現在はその手法を改良したバイナリーベクター法と呼ばれる手法が用いられている．

2) 対象病害と導入遺伝子の種類

抵抗性の対象とする病害は，ウイルス病，菌類病および細菌病に分けられる．ウイルス病を対象として導入される遺伝子には，ウイルスの外皮タンパク質遺伝子，ウイルス核酸の一部を複製する遺伝子，ウイルスの細胞間移行を担うタンパク質の変異体遺伝子，2本鎖RNA分解酵素遺伝子などがある．これらの遺伝子が導入された植物では，細胞内に侵入したウイルスの増殖や移行を阻害することによって抵抗性を示す．菌類病や細菌病に対しては，溶菌酵素遺伝子やPR-タンパク質遺伝子，抵抗性発現のシグナル伝達に関与する遺伝子，植物由来の抗菌性タンパク質遺伝子などがあり，これらの遺伝子導入植物では病原菌の感染や組織内への蔓延が抑制される．通常，外来の遺伝子を導入する場合は，このほかに遺伝子が組み込まれた細胞を選抜するためのマーカーとして，カナマイシン耐性遺伝子を同時に組み込む．

3) 安全性に関する問題点

日本で商品化された遺伝子組換え植物はまだないが，海外ではダイズやトウモロコシ，ナタネなどが商品化されている．特に害虫耐性を付与した植物には殺虫タンパク質の遺伝子が入っているため，それを食用にした場合の人体に対する影響や生態系に及ぼす影響がないのかなど，消費者から安全性に対する不安の声が高まっている．食品の安全性については，平成15年1月に「遺伝子組換え食品（種子植物）の安全性評価基準」が食品安全委員会でまとめられた．安全性の評価においては，以下の点が重要となる．すなわち，①遺伝子の導入によって発現するタンパ

ク質に毒性やアレルギー誘発性がないこと，②遺伝子発現の二次的な影響，すなわち宿主DNAや代謝経路の破壊に伴う既存形質への影響，③遺伝子組換え食物の摂取による栄養への影響．このうち，②と③については予測が困難である．例えば，②については，導入された遺伝子は宿主植物のDNAにランダムに挿入されるため，既存遺伝子の破壊や，発現タンパク質の変化，新しい代謝産物の生産などをもたらす可能性がある．また，③については，味噌や醤油など常食する食品を長期間摂取した場合の影響などが挙げられる．

　以上のように，遺伝子組換え植物の安全性評価にはまだ検討すべき様々な問題が残されている．

〔雨宮良幹〕

3. 食品の安全と微生物

本章では，微生物が食品の安全を脅かすケースとその原因を概説し，微生物汚染から食品の安全を確保する方法を紹介する．

3.1 食品に関わる微生物

3.1.1 微生物の二面性

人類は微生物の存在を知らなかった大昔から酒類，乳製品，調味料などの食品製造に微生物を利用してきた．一方，微生物の中には，食品の腐敗や食中毒を引き起こす有害なものも知られており，しばしば大きな社会問題を引き起こしてきた．本書の性質上，ここでは後者の"有害性"を概説し，食品製造などにおける微生物の有用性については他書に譲る．

3.1.2 本章に登場する「微生物」

「微生物」とは，肉眼でははっきり見えず，顕微鏡でなければ観察できないほど微小な生物の総称である．このうち，食品の安全を脅かす主な微生物は，日常生活の会話に登場するいわゆる「バイキン」である．バイキンは「黴菌」のことであり，バイ（黴）は**カビ**，キン（菌）は**細菌（バクテリア）**を意味する．

カビは**真菌類**と呼ばれる分類学上のグループのうち，菌糸の伸長により増殖するものの呼称である．このほかに，真菌類には出芽により増殖する**酵母**や，シイタケのように**キノコ**をつくるものも知られている．

また，**ウイルス**は生物ではないが，食中毒の原因の一つであるので，ここでは微生物に含めて扱うこととした．

3.2 食品にとって微生物が有害となるケース

3.2.1 腐敗―"くさる"―

食品は微生物にとって増殖のための良好な栄養源であり，食品をそのまま室温に放置すると，微生物は食品を「えさ」として盛んに増殖する．増殖に伴い，食品成分が変化し，色，味，香り，外観など本来の性質を失って食用に適さなくなる．この現象は日常生活では"くさる"と表現されるが，食品衛生学的には**腐敗**とよばれる．

厳密には，腐敗とは食品中のタンパク質などの含窒素化合物が微生物の作用によって分解され，悪臭物質や有害物質が生成する現象を指し，炭水化物や脂肪の微生物作用による変化のように有害物質の生成が少ない場合，**変敗**とよんで区別している．

一方，微生物作用による食品の変化が人間生活にとって有用な場合は**発酵**とよばれる．

3.2.2 食 中 毒

食中毒は，一般に「飲食物の摂取に伴って発生する胃腸炎を主症状とする急性の健康障害」と理解されており，微生物が関わるケースが多い．欧米では微生物によるもののみを食中毒とする傾向があるが，わが国では自然毒（例：ふぐ毒，トリカブト），化学物質（例：農薬，重金属）によるものも含めて食中毒と定義されている．

微生物による食中毒には，主に細菌性，ウイルス性，真菌性のものがある．

1）**細菌性食中毒**

発症機作によって感染型，毒素型，生体内毒素型（中間型）に分けら

れる．

a) 感 染 型
食品を汚染した細菌あるいは食品を汚染し食品中で増殖した細菌が食品とともに摂取され，さらに腸管内で増殖して下痢・腹痛などの胃腸炎症状を起こす．

例：サルモネラ，腸炎ビブリオ，カンピロバクターによる食中毒．

b) 毒 素 型
細菌が食品中で増殖する過程で毒素を産生し，その毒素が食品とともに摂取され嘔吐，下痢あるいは神経症状などの中毒症状を起こす．

例：ぶどう球菌，ボツリヌス菌，セレウス菌による食中毒．

c) 生体内毒素型（中間型）
食品中で増殖した多数の細菌が食品とともに摂取され腸管内で増殖し毒素を産生して，その毒素によって発症する．

例：ウエルシュ菌，腸管出血性大腸菌（大腸菌 O 157 に代表される）による食中毒．

2) ウイルス性食中毒

ウイルスが食品とともに摂取され，生体内で増殖して下痢症あるいは肝炎などを引き起こすウイルス性疾病である．ノロウイルス（小型球形ウイルス：SRSV），A 型肝炎ウイルスによる疾病が主なものである．これらのウイルスは食品中では増殖することができないが，ヒトあるいは家畜の腸管内で増殖して糞便中に排泄される．

3) 真菌性食中毒

カビ，毒キノコによる食中毒が挙げられる．

a) カ ビ
食品原料となる農作物に毒素産生能をもったカビが着生して増殖することにより，代謝産物として**カビ毒**（マイコトキシン）が分泌，蓄積されることがある．カビ毒に汚染された農作物またはその加工食品を摂取することにより食中毒が発症する．

およそ300種類のマイコトキシンのうち，食品衛生の上で，最も注意を要するものは**アフラトキシン**である．アフラトキシンは，天然に存在する発がん物質の中で最強といわれる．生産菌として，アスペルギルス属の2種が知られているが，いずれも熱帯性，亜熱帯性のカビであるため，これらの地域の農作物は汚染を受けやすい．

このほか，オクラトキシン，アルカロイド，パツリンなどのマイコトキシンに対しても注意を要する．

b) 毒キノコ

毒キノコによる食中毒は，厚生労働省の食中毒統計では植物性の食中毒に区分されているが，ここでは現在の生物学的分類に従い，有毒カビによる食中毒とともに真菌性食中毒の一つとして扱う．

日本人は昔からキノコ狩りを楽しんできたが，食用キノコと毒キノコの見誤りによる食中毒があとを絶たない．近年のアウトドアライフの流行は，誤食による中毒を増加させている．細菌性食中毒と異なるところは，家庭での発生が多いため，1件当たりの患者数が少ないことであるが，患者数に対して，死亡者数が比較的多いことも特徴として挙げられる．

3.2.3 経口感染症

赤痢，コレラ，腸チフスなどは，流行性で感染力が強く，罹患した場合の重篤性からみて危険性の高い感染症であり，1999年に制定された新しい感染症の分類で**二類感染症**として位置づけられている．細菌性食中毒と区別して注意する必要がある．また，大腸菌O 157に代表される**腸管出血性大腸菌食中毒**は，少量の菌でも発症する，二次感染が認められる，集団発生が多発したなどの理由から，**三類感染症**とされている．

3.3 食品を汚染する微生物の由来（図3.1参照）

3.3.1 自然環境からの汚染（第一次汚染）

自然界の至るところに微生物が生息し，動物，植物と関連した生態系のなかで，複雑な微生物相（フローラ）をかたちづくっている．したがって，**食品が自然環境からの微生物汚染を避けることは困難**である．

1) 土壌中の微生物

土壌は古くから多種多様な微生物の宝庫と考えられており，有用微生物の分離源として利用されている．一方，食品は土壌に由来する微生物の汚染を受ける機会が多く，特に生鮮獣鳥肉，生鮮野菜，果実，穀類およびその加工品などは直接汚染されやすい．

2) 空中の微生物

大気中にも微生物は存在する．主として土壌や塵埃（じんあい）に由来し，風によって舞い上がり，空中に飛散したものである．発酵飲食品の自然発酵や，食品の微生物汚染，腐敗の原因となる．

3) 水中の微生物

河川には，固有の微生物も存在するが，陸生の微生物が流入したものも多い．それらは，水質の浄化にも関与しているが，なかには，病原菌も存在する．河川の水を使用して生鮮食品，加工食品などの洗浄，浸漬，冷却などを行う場合には，病原菌の存在を想定する必要がある．

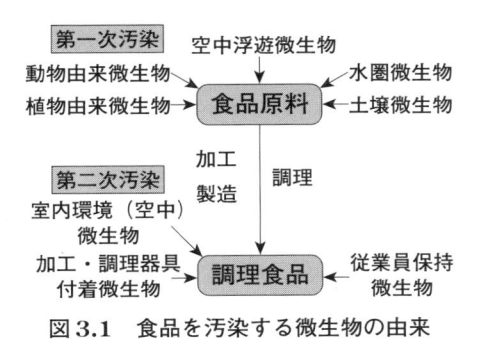

図3.1 食品を汚染する微生物の由来

一方,海水は3％の無機塩を含むため,海洋性微生物は好塩性もしくは耐塩性で,低温菌も多い.細菌数は沿岸と外洋,表層と深層とでは異なり,陸からの水,有機物などの流入の多い沿岸海域,漁港,魚市場周辺の海水の細菌汚染は著しい.

4) 動物腸内の微生物

動物の腸内には,嫌気性細菌が存在し,ビタミン類の合成,病原菌の抑制に役だっている.しかし,経口感染症患者や保菌者の腸内は,有害微生物の温床であり,その排泄物やそれを洗った汚水の処理が適当になされないと,病原菌が河川や井戸水などを汚染し,その水を飲用することにより,水系感染が発生することがある.

3.3.2 食品の処理加工,流通の過程における汚染（第二次汚染）

自然環境からの汚染以外に,次の三つの汚染が考えられる.これらは,適切な衛生管理により避けられることが多い.

(1) **食品の処理場における汚染**
(2) **食品加工場における汚染**（原材料,製造工程,環境,包装,作業員など）
(3) **流通過程での汚染**

3.4 微生物の増殖とその環境要因

3.4.1 微生物の増殖

ここでは細菌の増殖について述べることとする.

細菌は細胞の2分裂によって増殖する.その速度は菌種によって異なる.1個の細菌は目に見えないが14万個以上になれば培地上で集落（コロニー）が形成され,細菌の存在を確認することができる.感染型の食中毒症状は,食中毒菌を10万個以上摂取すると発症する可能性が高い.分裂の早い腸炎ビブリオは1個でも食品に付着していると3時間で,大

腸菌は6時間で10万個以上に達する．前日調理したものが食中毒を起こしやすいのは食中毒菌が増殖する時間を与えてしまうからである．

3.4.2　微生物が増殖する環境要因

　微生物が増殖する環境要因として，栄養分，酸素，温度，pH，水分などがあげられる．これらの要因の中で極端に不適当な条件が一つでもあるときに微生物は増殖を停止するかあるいは死滅する．

1）栄　養　分

　微生物も他の生物と同様に生命維持や増殖のために，エネルギー源，炭素源，窒素源および無機塩類などの栄養源が必要である．なかにはビタミンB群などの微量成分を生育因子として必要とするものもある．

　微生物の種類によって，それぞれエネルギー源，窒素源として利用される物質の種類が異なるが，多くの微生物にとって食品は良好な栄養源である．

2）酸　　　素

　高等動植物は呼吸のため酸素を絶対に必要としているが，微生物はその種類によって酸素に対する要求度が異なっている．酸素の必要性によって微生物を3群に大別することができる．

a）好気性微生物

　酸素がないと生育できない微生物である．化学エネルギーの変換を，呼吸系によってのみ行う．カビ，放線菌，好気性細菌が属する．

b）通性嫌気性微生物

　酸素があってもなくても生育する微生物である．エネルギー獲得系を二通りもっている．酵母および多くの細菌がこのグループにはいる．

c）嫌気性微生物

　酸素がない条件で生育する微生物である．土壌および腸内にいる嫌気性細菌，メタン細菌がこのグループである．酸素以外の化合物を電子受容体として，エネルギー代謝をする．酸素が毒性を示す偏性嫌気性微生

物は，活性酸素を分解する酵素をもたない．

3) 温　　度

生育の最適温度，限界温度によって，微生物を分類できる．最適温度によるおおよその定義により，3種類に分けることができる．

a) 低 温 菌

10〜20℃が生育の最適温度で，0℃，7日間の培養でコロニーが認められる微生物である．海水，淡水の微生物に多い．これらの微生物の中には食品の腐敗に関与するものもあるので，食品の低温保存で注意を要する．

b) 中 温 菌

20〜40℃を生育の最適温度とする．動物の体温もこの範囲であり，腸内細菌をはじめ，多くの微生物がこのグループに属する．食中毒菌や経口感染症の病原菌，その他大腸菌，枯草菌，乳酸菌などが含まれる．

c) 高 温 菌

50℃より高温を生育の最適温度とする．好熱性菌ともいう．

4) そ の 他

a) pH

一般に，微生物は中性付近で生育が良好であるが，特に，カビではやや酸性側，細菌ではややアルカリ性側で増殖至適となるものが多い．このことから，野菜類や果実類およびその加工品など酸性の食品にはカビや酵母が発生しやすく，食肉，魚介類およびその加工品，豆腐などのタンパク質性食品など，中性〜微アルカリ性の食品には細菌が増殖しやすい．

b) 水　　分

水は，微生物細胞重量のうち80〜90％を占め，微生物の増殖のために水分は必要不可欠である．微生物の生育に関係する水の量は，絶対量ではなく，**水分活性**（A_w）の値で表す．A_wは次頁に示した式で定義され，食品に存在する水のうち，食品成分の分子と結合している水（結合

水：微生物が利用できない）を除いた遊離水（自由水：微生物が利用できる）の量を表した値である．

A_w＝密閉容器に入れた食品の蒸気圧/密閉容器に入れた純水の蒸気圧

値が1.00に近いほど微生物が利用できる水が多いことを意味し，細菌，酵母，カビの最低水分活性はそれぞれ0.90, 0.88, 0.80以上である．ただし，かつお節で生育する耐乾性のカビのように0.65以下で生育可能な微生物も存在する．

c) 光線，放射線

光線は，光合成細菌などを除き，微生物にとって有害である．特に，紫外線は，核酸が吸収して光反応によるDNA傷害を起こす．紫外線，X線，γ線は，滅菌，変異に利用するが，紫外線，X線の照射に耐性を示す微生物も存在する．

3.5 各食品における微生物汚染の可能性

食品における微生物汚染の可能性について，水産食品，畜産食品，農産食品を例に概説する．日配食品類，酒類・調味料，香辛料，飲用水などについては割愛した．

1) 水産食品

畜肉などと同様に健康な魚介類の筋肉組織は無菌である．しかし，魚体表皮の粘膜質，えら，消化管内には多数の細菌が存在する．腸炎ビブリオ菌，サルモネラ菌などの海水，河川水由来の病原菌に汚染されている場合も多い．水産食品の加工品では直接手指を使った作業工程が多いため，ぶどう球菌などの汚染もある．

2) 畜産食品

家畜の皮膚には環境からの細菌，特に土壌細菌が多数付着しており，胃や腸などの消化管内容物には夥しい数の腸内細菌類が生息している．

健康な家畜であれば，筋肉や血液中にはほとんど細菌は見られない．畜肉で見られる微生物は屠殺，解体処理中の外部からの汚染，腸内細菌の汚染によるものが大部分である．ハムやソーセージなど畜肉の加工品では，調味料や香辛料などからの細菌汚染が考えられる．また，中心部が嫌気的条件になるので乳酸菌や嫌気性菌が増える．

3） 農産食品

野菜や果実類は各種微生物，特に土壌菌による汚染は避けられない．収穫直後の野菜，果物の表面には土壌微生物のほか植物病原微生物が多数付着している．農産食品では真菌による汚染も大きいので，カビ毒（マイコトキシン）が問題となる場合もある．

3.6　微生物汚染から食品の安全を確保するために

3.6.1　微生物汚染を防止する

本章で述べているように，あらゆるところに微生物が存在するので，食品を無菌的に保つことは極めて困難である．しかし，前節の「各食品における微生物汚染の可能性」で例示したように，食品素材における微生物一次汚染の可能性を認識することは重要である．さらに，**食品を取り扱う者の手指，製造加工用設備や器具，容器などの洗浄や消毒**は最も基本となるところで，清潔で衛生的な施設を維持し，微生物の二次汚染防止に努めなければならない．また，定期的に**検便**を行い，保菌者が食品の製造や調理に携わらないように努めることも肝要である．

3.6.2　微生物検査の実施

食品は衛生的で安全性の高いものでなければならない．しかしながら，食品は外界からの微生物汚染を避けることができず，食中毒あるいは経口感染症の発生につながる潜在的危険性を秘めている．これらの危害の発生を未然に防止するための手段として，食品衛生法に基づき，微

生物学的規格が定められている．

さらに，この微生物学的規格に適合した製品であるかどうかを知るために，細菌数の計測や特定の細菌が指定されており，その菌数限度や検査法なども決められている．このような細菌を通常，**汚染指標細菌**あるいは**衛生指標細菌**という．現在，採用されている指標細菌としては，大腸菌群が主なものである．その他，腸球菌も重要視されている．

1） 一般細菌数（標準寒天平板法）

標準寒天培地を用い，35℃で24時間あるいは48時間培養し，培地に発育したすべての集落を測定する．その集落の数が，食品や施設・器具のふき取りなどの微生物汚染の程度を知る指標となる．細菌数が異常に多い場合は，その食品が不潔な取扱いを受けた，あるいは細菌が増殖するような高い温度に放置された可能性が高く，食中毒が発生する危険性も高いと判定される．なお，一般細菌数はあくまでも衛生指標であり，その食品の真の細菌数を表しているわけではない．例えば魚介類に付着している低温細菌などは，培養温度35℃ではほとんど増殖しないので，一般細菌数としては測定されない．

2） 大腸菌群数（デソキシコレート法）

大腸菌群が優位に発育するデソキシコレート寒天培地を用い，35℃，18〜22時間培養し赤色集落を測定する．大腸菌群はヒトおよび動物の消化管に常在する菌属であり，糞便中に多量に存在する．したがって大腸菌群が存在する場合は，食品が糞便により汚染されていることを示す．経口伝染病など感染源はヒトや動物の糞便であることから，食品が糞便に汚染されているということは経口伝染病などの病原菌に感染する危険にさらされていることを意味する．しかしながら，近年の研究によれば広い意味での大腸菌群はヒトや動物の消化管だけでなく自然界に広く分布しているので，食品から大腸菌群が検出されても必ずしも糞便汚染を示すとは限らないことが知られている．したがって，今日ではより広い衛生管理上の尺度として考えられてきており，食品の細菌汚染を極

力少なくするためになされた衛生的配慮を評価する指標とされている．

3.6.3 微生物の増殖を防ぐ

微生物の増殖に必要な条件（水分・温度・pH・栄養分）を一つでも不適当な状態にすれば，微生物の増殖を防ぐことができる．例えば，水分を減少させたり，低温や高温に保ったり，浸透圧を高めたり，酸や化学物質を添加したりする方法などがあげられる．なお，微生物を死滅させることによる増殖防止方法は次の3.6.4項で述べる．

1） 水分をコントロールする方法

微生物の増殖には，ある一定以上の水分活性が必要であるため，食品の水分活性を低下させることにより，食品の保存性を高めることができる．

a） 乾燥（脱水）

食品中の水分を気体にして除去する方法を乾燥，液体のまま除去する方法を脱水という．

b） 塩蔵（塩漬）・糖蔵（砂糖漬）

水と水和する塩あるいは砂糖を加え，自由水を捕捉して水分活性を低下させる．さらに塩蔵では，浸透圧の増大，溶存酸素の減少による好気性菌への影響，塩素イオンの直接作用による防腐効果などもある．糖蔵の場合も浸透圧の増大による効果が大きい．

2） 温度をコントロールする方法

微生物の生育を抑制または阻止するような低温下（冷蔵・冷凍）あるいは高温下（温蔵・熱蔵）で食品を保存する．低温保存は他の保存法に比べて食品に与える影響が少なく，冷凍・冷蔵庫の普及した現在では優れた貯蔵法といえる．しかし70℃以上での高温保存は，微生物は徐々に死滅するものの，加熱による食品の品質変化（脂質の酸化，栄養素の破壊など）も大きいので長期保存法としては利用できず，温かいものの給食を主たる目的とした一時的保存法として利用されている．

3) 酢　　漬

　食品に食酢（酢酸），乳酸などの有機酸を加えて食品のpHを低下させ，微生物の生育を抑制する．多くの場合，下漬として塩漬が行われ，貯蔵性を高めている．

3.6.4　微生物を死滅させる
　加熱その他の方法で食品中の微生物を死滅させ，無菌あるいは微量の菌数の状態で密封してしまう方法である．
1) 加熱による方法
加熱温度と時間により次のような方法がある．
　a) 低温殺菌法
62～65℃，30分の加熱を行う．果汁，ビール，酒，牛乳などに用いられる．
　b) 高温殺菌法
　一般に，低温殺菌温度以上の加熱で殺菌する．低温殺菌法より保存性は高まるが，加熱による栄養価や風味の損失が懸念される．それを防ぐために，食品により殺菌法が異なる．
　なお，バチルス属やボツリヌス菌を代表とするクロストリジウム属の細菌は熱に強い**芽胞**（胞子）を形成することが知られている．芽胞の殺菌を目的とする場合は，100℃では不十分なため，高圧釜で121℃，20分間湿熱殺菌を行う．
2) 電磁波による方法
　a) 紫　外　線
　紫外線殺菌灯の効果は表面的で，内部への深達性がないが，使用が簡便で，殺菌効果が大きく，菌に耐性を与えないなどの利点がある．室内空気や飲料水，清涼飲料水，その他食品製造上，微生物の混入の機会の多い作業工程，調理現場では，まな板・包丁の殺菌などに利用されている．

b) 放 射 線

コバルト 60 やセシウム 137 などの放射性同位元素や電子加速装置から得られる γ 線や β 線を食品に照射して，食品中の腐敗菌や病原菌を殺菌する方法．食品照射は殺菌ばかりではなく殺虫，発芽・発根の抑制などによる食品の保存効果も大きい．わが国ではジャガイモの発芽防止に許可されている．

3.7 ま と め

最後にまとめとして，食品を取り扱う際の微生物に対する留意点を表 3.1 に示したので参考にしていただきたい．

表 3.1 食品を取り扱う際の微生物に対する留意点

(1) 微生物はどこにでも存在する⇒食品への微生物汚染(一次汚染)は避けられない.
(2) 清潔で衛生的な施設を維持し，微生物の二次汚染防止に努めなければならない.
(3) 食中毒などを未然に防ぐため以下の微生物検査を実施する. 　1. 食品自体が微生物にどの程度汚染されているか（食品細菌検査） 　2. 食品従事者が病原菌を保菌していないか（腸内細菌検査） 　3. 調理場所や器具などが微生物に汚染されていないか（ふき取り検査）
(4) 微生物の特性を理解し，微生物増殖防止方法を熟知する.
(5) 微生物は多様でしたたかである：我々から見て過酷と思われる環境でも死滅しない微生物が多く存在する（例：冷凍しても死滅しない；ボツリヌス菌の芽胞は 100℃ では死滅しないなど）.

（篠山浩文）

4. 食品の安全と農薬

4.1 食料の確保と食の安全

　地球上の陸地面積は約134億ヘクタールと言われており，その中の11.2％に相当する約15億ヘクタールが農耕地面積と言われている．世界の人口は1960年の約30億人から2000年の約60億人へと過去40年間にほぼ倍増し，最近の統計では2025年にはさらに増加して約80億人に達すると予測されている．そのような増加しつつある人口に供給する食料を生産する農耕地面積は，過去40年間ほとんど変化がない．今後，農耕地面積は減少することはあっても，これ以上の自然環境の破壊を避けるためには大幅に増加することは考えられない．人類はこれまで急速に倍増した人口に，単収（単位面積当たり収穫量）を倍増させることによって食料を供給してきた．そこには，多収量品種の導入と，それを支える化学肥料ならびに農薬による作物保護が大きな役割を果たしてきた．しかし，FAOの資料を見ると単収の伸びも鈍化傾向にあり，食料を確保するためには今後とも作物を病害虫・雑草による被害から保護することは益々重要になってくるはずである．わが国ではうっかりすると飽食の時代に生きているかのような錯覚に陥るが，世界には途上国を中心に約8億人の栄養不足人口がいると言われ，レスター・ブラウンの指摘しているように，むしろ世界は飢餓（きが）の時代に向かう可能性があるというのが実態である．よくテレビなどで，途上国の子供達が食料難で悲惨な状況におかれている様子が報道されるが，日本もつい50〜60年ほど前は似たような状況に置かれていた．現在の日本では，食の安全というと，

すぐ短絡的に残留農薬が安全かどうかということが頭に浮かぶが，実は一番大事なことは食べ物が必要な量だけ確保できるかどうかだということを忘れてはならない．

4.2 作物保護における農薬の役割

　自然の野山は人間が特別手を加えなくても青々としているかもしれないが，農耕地は自然ではない．むしろ自然のバランスを壊して，作物生産に適したように作り変えた人工的環境である．したがって，基本的には作物と病害虫・雑草から構成される単純生態系なので，人間が手を加えて保護してやらなければ，作物は病害虫に攻撃され，雑草に覆われてしまうのは当たり前である．また，栽培される作物は野生の原種と異なり，人間が食べても中毒しないように，作物自体が身を守るために生産している天然農薬（二次代謝物質と呼ばれる）を品種改良によって除去したり，その濃度が低いものを選抜しているので，元々病害虫・雑草との生存競争に弱いという性質を持っている．もし作物を病害虫あるいは雑草から保護しないで栽培した場合にどれだけの減収，減益になるかを各種作物について全国的に調査した事例が公表されている．それを見ると，作物の種類，気象条件その他によって結果に変動はあるが，病害虫による減収割合は大体20～60％であり，リンゴやモモに至ってはほとんど100％に近い．雑草による減収は，20～40％の範囲が大半で，作物によっては70％に達するものもある．食料を必要な量だけ確保するためには，これらの被害を最小限に抑えることが重要である．

　作物を病害虫・雑草による被害から守ることを作物保護というが，昔は神仏に祈ったり（地方によっては「虫送りの神事」としてその伝統が今でも残っているところがある），鯨油を撒いた田んぼにウンカを叩き落として溺死させたり，といった不安定あるいは効率の悪い方法しかなかったために，江戸時代にはウンカの大発生や，いもち病の被害で飢饉が起こ

り，多数の人々が餓死したという記録が歴史に残っている．第二次世界大戦後になって，アメリカからDDTをはじめとする化学殺虫剤が入ってきて，食料生産を担っている農業分野だけでなく，病気（例えば，日本脳炎や腸チフスなど）を媒介する衛生害虫の防除の分野でも大きな貢献をした．しかし，農薬に対する過度の依存により，1960年代には日本全国で見られた産業公害と相まって農薬による環境汚染問題が指摘されるようになった．同時に，病害虫による抵抗性発達の問題もでてきて，農薬に依存しない作物保護の方法への期待が高まった．

現在の作物保護の方法は，(1) 耕種的防除，(2) 生物的防除，(3) 物理的防除，(4) 化学的防除，のように個別の防除方法の他に，(5) これらの方法を合理的に組み合わせて有害生物密度を経済的な許容水準以下に管理する，いわゆる総合的有害生物管理（Integrated Pest Management, 略してIPMと呼ばれる）が目指すべき方向として登場してきた．(1)〜(3) の方法は一長一短があり，防除効果が不十分であったり，不安定であったり，経済的にコスト高になったり，使用できる場面が限定されたりという問題があり，(5) の方法は複雑で農家が使いこなせる技術にまでなっていないという問題がある．そのために，(5) に移行するための努力がIPMが提唱されて以来かれこれ40年以上にわたって行われてきているにもかかわらず，今でも (4) の化学的防除がほとんどの分野で作物保護の主役を担っているのが現状である．農薬を用いた化学的防除が主役を担い続けているのは，(A) 方法が簡単である，(B) 効果が高く，確実で安定している，(C) 経済的でコストが低い，というメリットがあるためである．しかし，農薬は化学物質を野外で投与するということから，不適切に使用した場合は，(D) 健康（散布作業者，周辺住民，消費者）に対する影響，(E) 環境負荷（生態影響），(F) 抵抗性発達，というデメリットも起こり得るということに注意を払う必要がある．

4.3 偽装有機農業の実態

農水省が，食料不足の解消を目指した生産拡大を追求する農業政策から，持続的農業あるいは環境保全型農業を基本政策にするという政策転換を行って以来，有機農業とか無農薬栽培と呼ばれる農法への期待が高まり，一種のブームとなってきた．趣味の家庭菜園は別として，国民に食料を供給するというレベルの農業において，本当にそのようなことが可能なのだろうか．表 4.1 に，当時の神戸大学の松中昭一教授の研究室で，1984 年から 1988 年にかけて無農薬栽培と称する野菜の農薬残留を調べた結果を示す．農薬を使用した通常栽培と無農薬栽培の間に，農薬の検出率に有意な差がないという驚くべき実態が明らかにされた．さらに，検出された濃度にも両者の間に有意な差がなかったということである．この事実は，有機農業をやっていると称している人々が自分の収穫物を高く売るために（商品の差別化），実際は無農薬では栽培できないので隠れて農薬を使用しているか，あるいは農薬の代わりに作物保護に使用している資材に農薬が混入されているか，のどちらかを暗示している．

表 4.1　無農薬栽培と称する野菜の農薬残留
（通常栽培と無農薬栽培との検出率比較）

調査年次	通 常 栽 培	無農薬栽培
1984	7/25*(28)**	19/33 (58)
1986	29/46 (63)	30/35 (86)
1987	25/48 (52)	21/46 (46)
1988	11/40 (28)	16/46 (35)
合　　計	72/159 (45)	86/160 (54)

＊検出試料数/分析試料数.
＊＊検出率（％）
1) 分析対象作物：キュウリ，トマト.
2) GC による有機リン系殺虫剤の多成分分析.
3) 検出限界 0.07〜0.6ppm，回収率＞90%.

1990 年代には農業関係の雑誌や新聞，一部のテレビでも，無農薬栽培を可能にするという各種資材が盛んに宣伝され，もてはやされた．当研究室にもそのような資材が多数持ち込まれて評価を依頼されたが，試験をしてみると水と同じで何の防除効果も示さないものがほとんどであった．中に，目の覚めるような殺虫効果を示した植物抽出液「夢草」と呼ばれる資材があったが，分析してみたところ合成ピレスロイド剤のサイパーメスリンが混入されていた．この化合物は劇物であり，魚毒性もC 類に分類されているので，このようなものを天然由来の安全な資材という宣伝に乗せられて不注意な使い方をすれば，散布作業者や消費者の健康にとっても，環境にとっても危険である．その後さらに多くの天然由来と称する資材が持ち込まれて評価をしたが，防除効果のあったものには例外なく化学合成農薬が混入されていた．その中には，殺虫剤も殺菌剤も除草剤も含まれていた．図 4.1 に当時の新聞記事を示す．農水省

産経新聞　夕刊
平成7年(1995年)　9月30日　土曜日

漢方農薬に化学成分
3社1団体へ農水省が警告　自然食志向に便乗

無農薬野菜の栽培などに使用され、天然成分をうたい文句にした「漢方農薬」に、化学農薬の成分が含まれていることが、千葉大学の本山直樹教授（農薬学）らの調査で三十日までに分かった。農林水産省でも化学農薬の成分を確認、販売方法などが農薬取締法違反に当たるとして、商品を扱っていた伊藤忠アグリシステムなど三社、農産物の産地直送などを行っている一グループに口頭で警告、販売の中止を申し入れた。

化学農薬の成分が含まれていたのは、伊藤忠アグリシステム（東京都中央区）が扱っていた害虫専用の天然植物保護液「ムシギエ」▽生産農家などで作る「夢草の会」（静岡市、大石魁会長）が製造、会員に配布していた土壌改良剤「夢草」など。

農水省が八月末までに警告したのはこれら二社、一グループと「ムシギエ」を輸入していた板垣貿易（東京都千代田区）。

伊藤忠アグリシステムは昨年七月ごろから、板垣貿易が中国から輸入した天然成分をうたったムシギエを農薬の補助剤として国内で販売。五〇〇ccが一本一万円、一〇〇〇ccが一本二千五百円で、今夏までに約八千万円を売り上げている。

また「夢草の会」は四年十一月に「夢草」を開発。天然成分から製造した土壌改良剤として、五〇〇cc当たり一万五千円で生産農家やゴルフ場などの会員に配布していた。

伊藤忠アグリシステムなどは、商品が農薬ではなく、天然成分から作られたと販売していたが、農水省では「合成ピレスロイド」が含まれていたことから農薬と判断、同法に抵触するとして警告した。

伊藤忠アグリシステムの伊東信雄肥料部長付は「既に七割程度は回収している。検出された合成ピレスロイドはごく微量で、減農薬の商品としては有効」と語り、「夢草の会」の塚田猛事務局長は「既に製造は中止し、会員の生産者や農産物の消費者には、事情を説明した。化学農薬の混入については、意図したものではなく、会自体も解散している」と話している。

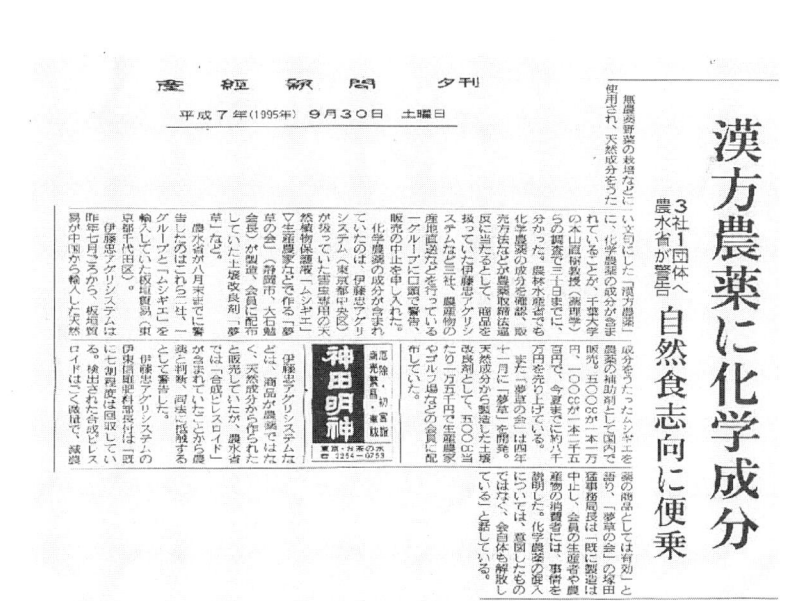

図 4.1

はこのような資材の販売は農薬取締法違反であるとしていくつかの業者を呼んで指導を行ったが，実際には当時の農薬取締法の罰則規定はあまりにも弱く，もぐら叩きの状況を産み出した．さらに悪いことには，悪徳業者の間に農薬取締法は怖くないという風潮が出てきて，無登録農薬の全国的な横行問題へと発展していった．それはさらに食の安全に対する国民の不安感を増し，農薬取締法の改正へとつながった．

4.4 農薬取締法による農薬の安全性の確保

農薬取締法は，上述したように1945年の終戦後にアメリカから入ってきた化学合成農薬が目覚しい効果を発揮したことに伴って，横行してきたまがい物（不良品）農薬を取り締まることを目的として1948年に制定された法律である．したがって，農薬として売買される資材の品質，薬効，安全性を国が登録制度によって確保するというのが趣旨であった．その後，1960年代に入ると，農薬への過度の依存や多用による健康影響，環境影響への不安が高まり，日本社会の高度成長に伴って起こった産業公害問題の深刻化に対応して，農薬取締法も1971年に大改正が行われた．登録に必要な試験項目として，健康影響，環境影響に関する項目が大幅に追加され，現在ではさらに安全性を確保するために，科学的に必要と考えられるあらゆる試験が追加されている．平13年2月の時点で見ると，安全性に関する試験だけでも34項目が要求されている．大きな流れで見ると，発見・発明された農薬候補化合物の安全性を確保するために，まず実験動物（通常はラットやマウス）を使って慢性毒性試験を行って無毒性量（No Observable Adverse Effect Level：NOAEL）を算出し，そこから人間が一生涯毎日摂取しても安全という許容1日摂取量（Acceptable Daily Intake：ADI）を設定し，それを超えないようにその農薬が使われる作物ごとの残留基準が設定され，実際に作物収穫時にその農薬の作物残留濃度が残留基準を超えないように使用基準（使用時期

と濃度と回数）が設定されている．したがって，登録されている農薬を使用基準に従って使用する限りは，そのようにして栽培された収穫物を毎日一生涯食べ続けても残留農薬による健康影響は全くない，つまり科学的には「安全」であるということになる．問題は，農家が本当に使用基準を遵守して農薬を使用していることを信用できるかどうか，つまり「安心」できるかどうかということである．その点を確保するために，平成15年に施行された改正農薬取締法では，農薬は登録農薬の使用基準を遵守して使用しなければならないという使用者責任制度を創設した．

4.5 食品残留農薬のモニタリング結果が示していること

　収穫後の農作物に残留している農薬濃度が食品として安全かどうかということは，厚生労働省所管の食品衛生法で規制・管理されている．残留基準値がまだ設定されていないものについては，環境省が設定している登録保留基準値が暫定的に使用されている．実際に市場に出荷され，流通している農産物に含まれる農薬の濃度が残留基準値以下かどうかを確かめるために，厚生労働省だけでなく，各都道府県の衛生研究所や流通を担っている生協など，いろいろな組織・団体が毎年膨大な数のサンプルを分析して監視をしている．表4.2には，平成13年度におけるそのような検査結果の一例を示す．これから明らかなことは，合計53万点の農産物について検査した中で農薬が検出された割合は0.50％であり，検出された濃度が基準値をオーバーした割合はわずか0.01％に過ぎないという実態である．この表には載っていないが，基準値をオーバーした場合でも，オーバーの程度はわずかというのがほとんどであり，基準値そのものが慢性毒性試験に基づいて毎日一生涯食べ続けても安全な量として設定されているので，たとえ一時的に基準値をオーバーした農産物を食べても，健康影響は実質的には無視できる程度である．ま

表 4.2 農産物中の残留農薬検査結果 (総括表；平成 13 年度)

	国産・輸入	検査数	検出数 件	検出数 %	基準値を超える件数 件	基準値を超える件数 %
基準値が設定されているもの	国産品	116,473	595	0.51	8	0.01
	輸入品	113,156	836	0.74	21	0.02
	合計	226,629	1,431	0.62	29	0.01
基準値が設定されていないもの	国産品	108,598	322	0.30		
	輸入品	193,538	923	0.48		
	合計	302,136	1,245	0.41		
総合計	国産品	225,071	917	0.41		
	輸入品	306,694	1,759	0.57		
	合計	531,765	2,676	0.50		

平成 16 年 6 月 21 日厚生労働省医薬食品局食品安全部基準審査課．
「食品中の残留農薬検査結果の公表について」

た，農薬の残留分析は収穫後の農産物を洗わずに直接分析しているのに対して，実際に農産物が私達の口に入る前にはたいていの場合洗浄・調理という過程が入るので，それによって残留農薬の濃度はさらに低くなり，安全性を高めている．

国産農産物と輸入農産物の比較では，農薬検出率でみても基準値をオーバーする割合でみても，輸入農産物の方が若干高い傾向が見られるが，最近は農産物輸入に関わっている日本の商社や食品関連企業が生産国に行って直接農薬の適正使用を厳重に管理するようになってきたので，国産と輸入の差はさらに縮小していくものと思われる．

なお，作物保護に使用する農薬は 1 種類だけでなく，同じ作物に対して栽培期間を通して複数の農薬が散布されることはよくあることである．その場合，たとえ残留基準値以下の濃度であっても収穫時に複数の農薬が残留していれば，それらを同時に摂取した場合の複合効果について大丈夫だろうかという声を聞くことがある．この点に関しては，ADI レベルの低濃度の農薬をラットに対して 20 種類または 40 種類同時に毎

日連続的に投与した試験の結果，なんらの毒性影響も観察されなかったということを確認した研究論文がある．高濃度の複数農薬の急性毒性における複合効果とは異なり，元々 ADI の設定には十分の安全性係数が考慮されているということから当然予想されるとおり，ADI レベルの低濃度の残留農薬を慢性的に複数同時に摂取しても，複合効果が発揮される心配はないと考えられる．

4.6　無農薬栽培の意義

　少なくとも現在の日本では，農薬の性質自体の進歩，製剤・施用法に関する技術的進歩，農家に対する適正使用の必要性の啓蒙・普及などにより，残留農薬が消費者の健康に悪影響を及ぼしているという実態はない．むしろ，無農薬栽培では，農作物が病害虫の攻撃を受けることによって人間にとっても有害な二次代謝物質の生産量が増加したり，最近の研究が示すとおり人間にアレルギーを起こす物質の濃度が高まる場合があるという意味では，一般国民の認識とは異なり，食品としては農薬を適正使用して生産した農産物に比較して必ずしもより健康的とは言えない面もある．農薬の環境影響・生態影響についても，DDT や BHC やいわゆるドリン剤などの長期残留性農薬が禁止になった現在では，たとえ農薬散布が非標的生物個体群密度の一時的な減少をもたらすことがあっても，ほとんどの場合それは時間の経過とともに回復可能な変動であり，食料の安定的生産という農薬がもたらしている大きなベネフィットとのバランスを考えれば，許容可能な範囲内の影響とも考えられる．そうすると，商品の差別化ということは除いて，無農薬栽培や有機農業の価値はどこにあるのかということになる．ひとつには，消費者のニーズによって高品質の果実を生産しなければならない果樹園や，施設栽培の花卉や野菜のように頻繁な農薬散布を余儀なくされている分野では，散布作業を行う農家の健康負荷や経済的負担を下げるという点で減農薬は

実際上の意義がある．もっと基本的な意義としては，ファーストフードに対してスローフードが見直されているように，生産者の苦労を消費者が理解し，協力し，支えることによって農業に生産者と消費者の提携関係が生まれるというところにあるのではないだろうか．

（本山直樹）

5. 有機農業と環境保全型農業

近年，環境問題との関連で有機農業，環境保全型農業，持続可能な農業，低投入型農業，代替農業など，いろいろな名前で呼ばれる新たな農業様式が話題になっている．ここでは，有機農業および環境保全型農業の意義および作物への養分の供給と循環について概説する．

5.1 有機農業の意義

5.1.1 近代農業の問題点

有機農業（栽培）とは，一言でいえば，化学合成農薬（農薬）や化学肥料に依存しない，もしくは使用しない農業と言えよう．有機農業は，近代農業が農薬や化学肥料に過度に依存し，周囲の環境に悪影響を及ぼしただけではなく，農地が本来有する生産力をも損ってしまったことに対する反省から生まれた．1962年に出版されたレイチェル・カーソン著『Silent Spring（沈黙の春）』や1975年の有吉佐和子著『複合汚染』に農薬の過剰な使用による影響が述べられている．それらの反省から総合的有害生物管理（Integrated Pest Management：IPM）の考え「収量の維持または増加を図るため，環境や社会へのリスクを最小にして，なおかつ農家の利益にもなる防除手段の合理的な組合せシステム」が生まれ[1]，さらに現在では作物生産のための病害虫防除のみならず，周りの生態系の保全をはかり，種の保護・保全を維持していく総合的生物多様性管理（Integrated Biodiversity Management：IBM）が提唱されている[2]．

しかし，焼畑農業の例からも明らかなように，開墾当初は農薬や化学

肥料なしで十分な収量を上げることができたとしても，連作することによって収量は減少し，新たな場所へと移動し開墾しなければならなくなる．この事実が意味していることは，収穫物を得るために利用した土地から外部に持ち出した養分を，再びその土地に還元しない場合は一種の略奪行為に外ならないということである．

　農業の持つこのような略奪的な側面に対して古来人間はどのように対処してきたのだろうか？　先の焼畑農業の場合，収穫物はその土地の人々が食べる量に限定することで略奪量を最小限にとどめ，残渣などをできる限り土地に還元し，放棄した土地の自然の回復を待ったのである．一種の輪作（休閑や森林の再生利用という意味で）を行っていたと考えられる．また，中世ヨーロッパで発達した三圃式農業（農地を3分割して，目的とする食用作物の他に飼料作物や緑肥あるいは窒素固定能を持つマメ科作物の作付けおよび休閑を行う）という方式が輪作体系の典型である．これは，現在，世界最大の農産物輸出国であるアメリカ合衆国に見られる，主に土壌病害虫に対してダイズ—トウモロコシ—アルファルファ—アルファルファという輪作体系に受け継がれている．

5.1.2　持続可能な農業としての有機農業

　一方，現在の世界的な人口増加や，日本のように農産物（飼料作物も含む）の多くを輸入に依存する国の立場で有機農業を考えるとなると，単に昔の伝統的農業に戻るということではなく，近代農業が高度に集約化されてきた中で失ったものと得たものを整理し，この経験をどう応用させていくかが今後農業を持続させ，さらに有機農業の発展を考える上で重要となろう．つまり，有機農業を単に農薬や肥料を使用しない農業というようにとらえるのではなく，農業の持つ一方的な略奪に対していかに資源を循環させていくかという観点からとらえることが重要になるのである．このことは，有機農産物の日本農林規格（有機JAS規格）"生産の原則"の目的の中で「農業の自然循環機能の維持増進を図ること」

と決められている(有機農産物検査認証制度ハンドブック 改訂版)ことにも表れている．また，国連食糧農業機関(FAO)が1998年に国際オーガニック農業運動連盟(IFOAM)の会議に提出した文書によると，FAOの有機農業に対する見解は，「有機農業は単に化学肥料や農薬を使用しないという技術的なものではなく，食糧安全保障，農村における雇用と所得の創出，自然資源の保全と環境の保護という三つの目的を達成できる持続可能な農業」として示されている[3]．

5.1.3 有機農業の可能性

それでは，農薬や化学肥料を用いないで有機物を循環させ，生産量の確保(食糧安全保障)や所得の安定(農村における雇用と所得の創出)を図ることは可能なのだろうか？

1) 作物残渣の還元

まず，土地から収奪される土壌養分(肥料)について考えてみたい．

水田のイネを例にとって考えると，現在のイネの玄米収量は平均約527kg/10aである．この527kgの玄米中に含まれる窒素含有量(窒素量)は，窒素含有率を1.18％とすると6.2kgとなる．同様にして，他の養分含有量をも算出できる．ここでは，窒素に注目して考えると，玄米以外のわらなどを水田に全部戻すとすると，玄米中の6.2kgの窒素量が持ち出されることとなる．したがって，単純に考えるとこの量だけ窒素分を補給すれば良いことになる．しかし，供給量と吸収量とは同じではなく，つまり水田に還元するわらなどの窒素含有量はおよそ5.7kgと推定されるが，これらがイネに吸収される無機態窒素になるまでの時間は，これら有機物を施用し続ける年数によって異なる[4]．これは，植物体中の窒素の形態がタンパク質，核酸などの形になっていてそのままでは植物体に吸収されないこと，土壌微生物によって分解されてはじめて植物体に吸収される無機態窒素になる(注)が，土壌微生物による有機物の分解程度は微生物自身の繁殖に有機物が使われることもあり土壌や年数

によって異なるためである．また，これら無機態窒素がイネに100％吸収されるわけではなく，イネに利用される割合は約50％位である（イネの窒素利用率）．

（注）土壌中にすき込まれた植物体は，腐敗細菌によって分解される．分解された植物体中の炭水化物と脂肪は CO_2 と H_2O になり，タンパク質はアミノ酸に変わり，さらにアンモニア（NH_3）となる（アンモニア化作用）．このとき NH_3 が土壌中の水に溶けると一部はアンモニアイオン（NH_4^+）になる． NH_3 あるいは NH_4^+ は土壌中の亜硝酸菌によって亜硝酸イオン（NO_2^-）に変えられ，さらに硝酸菌によって硝酸イオン（NO_3^-）に変えられる（硝化作用）．なお，亜硝酸菌と硝酸菌を合わせて硝化菌と呼ぶこともある．そして NH_4^+ や NO_3^-（無機態窒素）は根から植物体に吸収され窒素が循環される．当然全てが植物体に吸収されるわけではなく，N_2 ガスとして空気中に放出されたり（脱窒作用），NO_3^- として地下水に混入する．また，空中窒素は根粒菌などによって植物に固定される．

土壌微生物とは，細菌（乳酸菌，酢酸菌，納豆菌，枯草菌，亜硝酸菌，硝酸菌，硫黄酸化細菌，鉄酸化菌など），放線菌，糸状菌（一般にカビと呼ばれる），藻類（ケイ藻，緑藻，ラン藻など），原生動物（アメーバ，せん毛虫，べん毛虫など）の5種類に大別される．

西尾[5]が算出した「玄米500kg/10aの収量を上げたときに作物残渣を全て土壌に還元した場合の窒素収支の推定」によれば，以下のようになる．

玄米500kg/10aの収量を上げたときの水稲の部位別窒素吸収量

玄米　　　5.0kg N
もみがら　0.5
わら　　　3.4
根　　　　1.8

5.1 有機農業の意義

```
合　計　　　10.7 kg N/10a
    │       このうち，玄米は食糧として
    │       系外に持ち出し，窒素量として
    ▼       −5.0 kg N となる．
作物残渣として水田土壌に還元される窒素量
    もみがら・わら・根　5.7 kg N
水田で天然に供給される窒素量
    雨・灌がい水から　　3 kg N
    窒素固定から　　　　2
水田に供給される窒素の総量　　10.7 kg N/10a
            │   もみがらなどの有機物の無機化は
            │   連用する年数で異なる．
            ▼   10 年で 3.8 kg N，20 年で 4.3 kg N．
連用して 20 年後の無機態窒素の放出量
    もみがら・わら・根から　4.3 kg N
    天然供給量から　　　　　5.0
合　計　　　　　　　　　　　9.3 kg N
            │
            ▼   利用率　約 50 ％として
水稲の吸収する窒素量　　4.7 kg N/10a
            │   玄米 100 kg を生産するのに，
            │   1.87 kg N（全国平均）の窒素
            ▼   吸収量が必要とされる．
この窒素量では 250 kg/10a の玄米生産量になる．
```

西尾[5]が述べているように，「以上はかなり，大まかな計算ではあるが，有機栽培において養分をいかに確保するかは意外に難しい問題である」．このことは，19 世紀の半ばにリービッヒが無機栄養説を唱え，失われたものを肥料のような形で補填することを主張し，さらに最少であ

る元素によって，植物の生育が制限されるとする最小律を提唱した時代から指摘されている．さらに，田中[6]によれば，「リービッヒの場合には，合理的農業というものは大きな物質循環なり，あるいは人間と自然という関係で，それがどこかでぐるっと循環をして結びつかなくてはいけない」とう地力観をもっていたと述べている．

一般に，施肥量は次のように算出される．

例として，窒素施肥量＝(植物体に吸収された窒素量－天然供給量)×植物体が利用する無機態窒素の利用率である．

化学肥料の場合，無機態であるので施肥量の算出は有機質肥料にくらべ比較的簡単である．有機質肥料の場合，特に窒素では土壌中の硝化菌の作用の違いから無機化の程度が異なり複雑となる．さらに，堆肥の原料によっても無機化の程度は異なる．リグニンなど難分解性の原料を含んでいると無機化に時間がかかる．いずれの肥料を用いるにしても植物体の生育段階により窒素要求量は異なり，元肥，追肥という施肥方法の違いや，堆肥や被覆肥料のようなゆっくり肥効があらわれる緩効性肥料の場合にも要求量は異なる．

2) 堆肥の施用

先の例は，その水田で生産された水稲の玄米を除いた作物残渣のみの還元であったが，地力の維持回復の基礎となるのが家畜排泄物利用の堆肥(厩肥)の施用であろう．ここで，言葉の定義であるが，本来堆肥とは植物体のみで作られたものであり，家畜排泄物のみから作られたものを厩肥(きゅうひ)とよび，植物体と家畜排泄物の両方から作られたものを堆厩肥と呼んで区別していた．しかし，最近ではみな合わせて堆肥と呼んでいる．したがって，堆肥を使用する場合，どのような原料から作成されたかに注意する必要があり，前述したように使われた有機質資材によって無機化（無機体窒素）の放出量や放出パターンが異なり注意を要する．

このように養分の供給については有機農業を行う上で重要な問題であり，『検査認証制度ハンドブック』でも基本は土作りであるとしている．

その第一にあげられるのが堆肥の施用である．有機物資材（堆肥など）は養分供給を目的にするものと土壌の物理性などを改善する土壌改良を目的にするものに分けられる．養分供給を目的とする肥料は肥料取締法で，土壌改良資材は地力増進法で規定されるが，堆肥はこの両方の役割を持っているものもある．しかし，堆肥は法律上，肥料取締法の中の特殊肥料に位置づけられている．堆肥には，使用する材料により植物質系のものと動物質系のものに分けられる．動物質系のものは，概ね窒素含有量が高く，カリ含有量が低く，リン酸含有量は骨粉などを除けばあまり高くない．一方，植物質系のものは窒素含有量は低く，リン酸含有量も低い[7]．西尾[8]が作成した各種堆肥の成分を表5.1に示す．

　これらは，堆肥中の含有量であって，先に述べたように植物体が吸収する無機態ではなく，圃場（ほじょう）に施用した後の無機化の程度はそれぞれ異なる．無機体窒素の放出パターンを図5.1[9]に示す．

　このように窒素の場合，早く無機化（窒素放出）するものと遅く放出するものがある．有機物中の3要素では，窒素とリン酸は有機態で存在し，土壌微生物によって無機化するが，カリウムの場合，無機イオン状態で存在しているから連用すると過剰になりやすいこともある．西尾[10]は「有機物を施用し続けられさえすれば，窒素とカリは何とか供給でき，両者とも過剰にすらなりやすい．問題なのはリン酸である」と述べている．

　リン酸の場合，無機化したリン酸イオンは土壌に強く吸着され（土壌の種類によって異なり，特に火山灰土壌の黒ボク土），この結合の解除（リン酸の可給化）の促進については，土壌に吸着したリン酸をリン溶解菌などによって溶解する必要がある．これがリン酸資源の枯渇に対して重要となる．また，都市の人糞尿を十分発熱して堆肥化させることが考えられる．なお，湛水（たんすい）下の水田土壌では還元状態になっており，二価鉄イオンとリン酸イオンとなってリン酸は可給化されやすく，リン酸の有効利用が図られる．

表 5.1 各種堆肥の成分組成（現物当たりの含有%の平均値）（西尾, 2003）

	水分	炭素	窒素	C/N比	リン酸 (P_2O_5)	カリ (K_2O)	備考
自家製造各種堆肥	75.1	7.9	0.39	20.3	0.19	0.70	橋元・石川(1965), 橋元(1977)より引用
自家製造各種堆肥	74.6	7.11	0.42	18.7	0.20	0.45	農蚕園芸局農産課(1982)の調査結果
もみがら堆肥	55.4	14.5	0.50	44.3	0.55	0.46	同上
市販バーク堆肥	60.0	18.7	0.62	30.1	0.35	0.22	水分を60%として河出(1981)の平均値から計算
木質資材堆積物	60.7	15.8	0.476	36.0	0.33	0.28	農蚕園芸局農産課(1982)の調査結果
牛ふん尿堆肥	66.0	11.3	0.71	16.5	0.70	0.74	農蚕園芸局農産課(1982)の調査結果
豚ぷん尿堆肥	52.7	16.7	1.35	13.2	2.04	1.05	同上
鶏ふん尿堆肥	38.5	18.0	1.78	12.5	3.15	1.65	同上
牛ふん尿木質堆肥	65.4	13.3	0.57	24.6	0.55	0.59	同上
豚ぷん尿木質堆肥	55.7	16.2	0.93	19.3	1.49	0.82	同上
鶏ふん尿木質堆肥	52.4	16.1	0.92	19.8	2.71	1.42	同上
牛ふん尿堆肥（副資材なし）	49.9	17.5	1.10	16.7	1.45	1.45	山口・原田(1996), 原田・山口(1997)より引用
豚ぷん尿堆肥（副資材なし）	29.0	24.8	2.70	9.9	5.04	2.13	同上
鶏ふん尿堆肥（副資材なし）	19.7	22.4	2.81	8.4	5.86	3.13	同上
牛ふん尿おがくず堆肥	57.8	15.6	0.80	21.0	0.97	1.10	同上
豚ぷん尿おがくず堆肥	43.8	17.3	1.41	14.2	3.03	1.46	同上
鶏ふん尿おがくず堆肥	37.1	19.7	2.32	11.0	3.83	1.95	同上

5.1 有機農業の意義

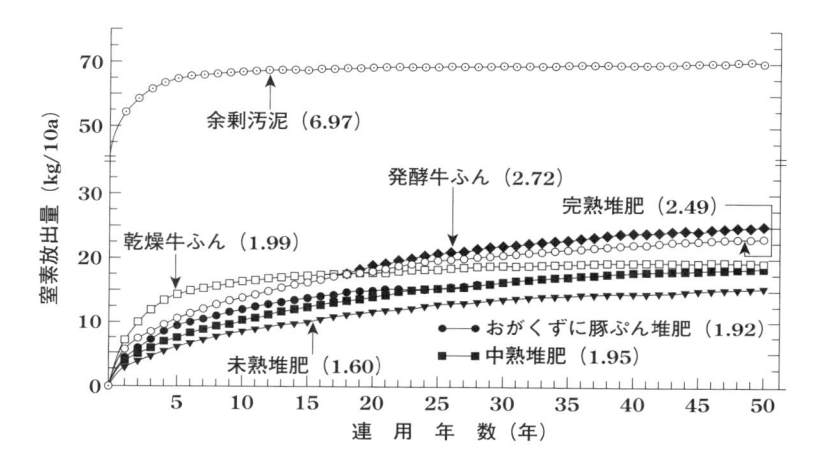

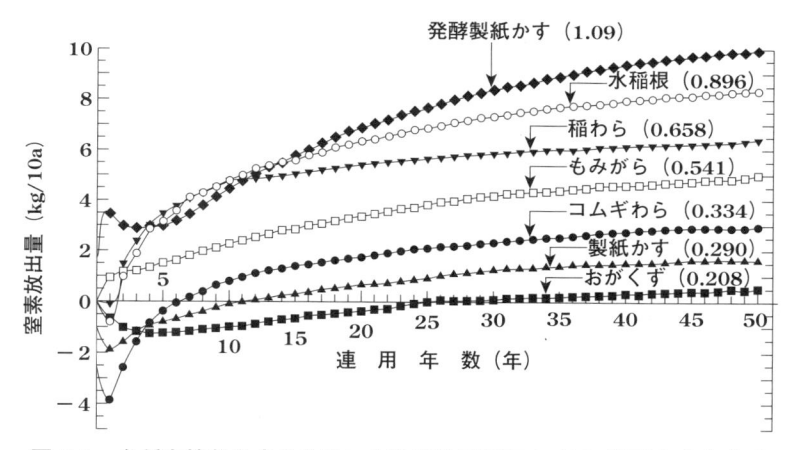

図5.1 各種有機物を水分を除いた乾燥物で毎年 1t/10a 連用したときの無機態窒素の放出量の経年変化（農林水産技術会議事務局，1985を参考に作成）（西尾，2003）．

注 (1) （ ）内の数字は，図中有機物の乾燥物中の窒素含量の%を示す．
(2) 連用を続けると，やがて毎年施用した有機物中の全窒素が1年間にすべて放出されるようになる．

ここでは，主に窒素，リン酸，カリの肥料の3要素について述べたが，植物の成長には17の元素が必要なことが知られている．これらは

必須元素と呼ばれる．つまり，これら17元素の内どれか一つでも欠けると植物が正常に生育できない．比較的多量に必要とする元素は，N，P，K，S，Mg，Ca，C，O，Hであり，微量でよい元素は，Mo，Ni，Cu，Zn，Mn，B，Fe，Clである．このうちには重金属と呼ばれるCu，Znが含まれている．

5.2　環境保全型農業の定義

『特別栽培農産物表示ガイドライン2003改訂』では，特別栽培農産物は「合成化学農薬と化学肥料の双方を慣行の50％以上削減」としている．『図説　食料・農業・農村白書』(平成14年度)によれば，有機栽培，無農薬か無肥料のどちらかの栽培，減農薬と減肥料の両方またはいずれかを行っている農家の規模別の統計では，小規模農家でよりも大規模農家で普及している[11]．これは，大規模になればコスト削減の意識が高いためであろう．

　以上述べてきたように，有機農業や環境保全型農業を確立するためには，もはや農業だけで解決できる問題ではなく，増大する輸入農産物に伴って生じる人間の排泄物や家畜排泄物の増加をどのように循環させていくかという社会全体としての取り組みが必要となろう．家畜排泄物の堆肥化が叫ばれて久しいが，循環がうまくいっているとの話はあまり聞こえてこない．田中[12]は次のように述べている．「農場でとれた穀物は，いわば地力とともに都市に運ばれ都市で消費される．そこで最終的には人糞尿として排泄されるということになるわけです．したがって，物質循環としてみれば，人糞尿がどういうふうに処理されるかが問題でありまして，それがもう1回土地に還元される回路があれば，そこで完全とは言えないまでも一つの物質的な地力の循環が成立するわけです」．さらに，今まで行われてきた方向は，「もう1回再利用するとか，そう

いう形で扱うというよりも，基本的にはいかにそれを処理するかという考えで，全体としては海とか川に捨てていくという仕組みを作る方向にどんどん進んでいったと言えるのではないかと思います」．これは人糞尿の問題例ではあるが，ゴミや他の問題でも当然あてはまり，社会全体での物質循環を考えなくてはならない時代に来ているのではないか．農家だけに責任と経営改善を強いてよいものだろうか．千葉県三芳村や北アメリカで広がる"Community Supported Agriculture：CSA"運動にみられるように「地元産農産物を購入・消費することだけにとどまらず，生産者と消費者が地域社会の一員として地域を共有しながら，地域農業の再生，発展に協力して取り組んでいる」[13)]ことが大切になろう．そして，栃木県高根沢町や群馬県甘楽町などで行われているように地域とともに芽生えていることは，今後の有機農業や環境保全型農業を発展させる上での礎となろう．

参考文献

1) 桐谷圭治：「ただの虫」を無視しない農業，p.29，築地書館（2004）
2) 桐谷圭治：同上書，p.156．
3) 桐谷圭治：同上書，p.83．
4) 西尾道徳：有機栽培の基礎知識，p.78-81，農文協（2003）
5) 西尾道徳：同上書，p.81．
6) 田中　学：伝統的な資源・環境保全型農業に学ぶ，環境保全型農業とは何か，熊沢喜久雄監修，p.11，農林統計協会（1997）
7) 西尾道徳：前掲書，p119．
8) 西尾道徳：前掲書，p130-131．
9) 西尾道徳：前掲書，p127．
10) 西尾道徳：前掲書，p256．
11) 図説　食料・農業・農村白書　平成14年度版，p.26，農林統計協会．
12) 田中　学：前掲書，p12-13．
13) 図説　食料・農業・農村白書　平成14年度版，p.43，農林統計協会．

（野島　博）

6. 野菜の生産現場における GAP について

6.1 野菜生産における衛生管理の必要性

　牛海綿状脳症（BSE）の発生，食肉偽装表示，無登録農薬使用など，食の安全・安心を求める消費者の関心は最近になく高まっている．

　また，生鮮野菜に関しては，平成8（1996）年夏に発生した腸管出血性大腸菌 O 157 による集団食中毒事件において，原因食材としてカイワレダイコンが疑われその需要が激減した．そのため，（社）日本施設園芸協会は，農林水産省の助成を受けて同年12月に「かいわれ大根生産衛生管理マニュアル」を作成した．さらに，平成11（1999）年3月に「水耕栽培の衛生管理ガイド」を策定し，平成15（2003）年には範囲を生鮮野菜の生産全般に広げた「生鮮野菜衛生管理ガイド―生産から消費まで―」，「同簡易版」を作成した．同ガイドは，共通編，生産編，流通編および消費編から構成されている．この内容は農林水産省および同協会のホームページにも掲載されている．また，平成17（2005）年3月には，（社）日本農林規格協会により「食品安全のための GAP」策定・普及マニュアル（初版）が発表され，取り扱う農産物も穀類，野菜，果樹，キノコ類と広範囲，しかもより具体的になり，産地ごとの実証的な取り組みも，より具体的になってきている．一方，民間認証の動きも活発化してきており，平成16（2004）年には GAI 協会が創立され，下記の EUREP-GAP および上記の各種ガイドなどをもとに，日本型 GAP（J-GAP）を策定し，平成17（2005）年から本格的に，研修，認定・認証などの業務を開始している．

生鮮野菜の衛生的な栽培管理は，今や国際的な関心事でもある．米国では，「Guide to Minimize Microbial Food Safety Hazards for Fresh Fruits and Vegetables（生鮮果実及び野菜の微生物による食品安全危害を低減するためのガイド）」が1998年10月に公表された．また，コーデックス委員会（FAO/WHO合同食品規格委員会）の食品衛生部会においても，「青果物に関する衛生規範」の作成が数年にわたって進められ，2003年7月にイタリア・ローマで開催された第26回コーデックス総会において正式にその最終的な内容が採択・公表された．さらに，EUでは農産物の安全性と環境保全型農業を目指し，2000年に欧州農産物卸売協会（Euro-Retailer Produce Working Group, 略称EUREP）が開発した民間認証制度EUREP-GAP（ユーレップギャップ）が発足した．運営事務局はドイツにあり，生産者がリスクを分析し，その対策と日常における検査などの結果を正確に記録し，それを第三者の認証組織が客観的に基準に従って検査・認証するシステムを採用している．輸出の多い国には支部が置かれ，認証検査員を国際的に派遣して活動しているため，最近では国際基準とみなされるに至っている．そのため同認証を取得しなければ農産物のEU市場への参入は難しくなりつつある．EUREP-GAPでは，病原菌対策に重点がおかれ全体の70％のページを割いていると言われている．また，オーストラリア農林水産省でも2000年にHACCPに基づいた「Guidelines On-Farm Food Safety for Fresh Produce（農場における青果物の食品安全性に関するガイドライン）」を公表している．今後，野菜が国際流通される場合には，衛生管理を証明することが前提となるものと思われる．

日本政府は，2003年7月1日に，内閣府に「食品安全委員会」を設置し，農林水産省・厚生労働省の上部組織として，各種の調査・諮問・調整を行う組織を作り上げた．また，農水省も「消費安全局」を新設し，各農政局・地方農政事務所に「消費安全部」を設置し，総勢4,500名に及ぶ職員を食の安心・安全の実現に向けて配置した．

本章では，有害微生物の危害防止を中心に，野菜のGAPについて衛生管理を中心に述べる．GAP（ジーエイピー，<u>G</u>ood <u>A</u>gricultural <u>P</u>ractices）とは，販売される農産物の生産段階（栽培，収穫，洗浄，選果，出荷，包装，輸送）における病害微生物（腸管出血性大腸菌，サルモネラなど）や汚染物質（カビ毒，天然毒，重金属，硝酸態窒素など），異物混入などによる危害を最小限に抑えることを目的に，各工程に沿って危害を分析し，適切な管理方法を示す手引きであり，それを実践する取り組みのことである．

6.2 野菜類の細菌付着実態

市販されている野菜について，女子栄養大学の上田成子ら（1998）が付着細菌数を調査した結果を表6.1に示した．一般細菌数や大腸菌群が10,000〜100,000（10^4〜10^5）個と非常に多いが，これは自然界では一般的に見られる付着数で，あまり心配はない．問題は糞便系大腸菌群の検出である．

これは病原大腸菌だけでなく，サルモネラ菌などの汚染の可能性も示唆している．これらの野菜は市販されたものであり，生産あるいは流通のいずれの過程において何らかの不衛生な取扱いにより汚染されたもの

表6.1 土耕・水耕の市販野菜の細菌の付着状況

検体数	土耕 (270点)	水耕 (159点)
一般細菌	5.1	5.7
大腸菌群	4.3	4.8
検出率（%）	(99)	(89)
糞便系大腸菌群	10.5	17.9
検出率（%）	(11)	(25)

(注) 一般細菌および大腸菌群値は対数値・個/g，糞便系大腸菌群はMPN値・個/g．

と考えられる．なお，細菌付着は養液栽培葉菜類，土耕葉菜類ともにほぼ同数の一般細菌や大腸菌群が付着しており，また，糞便系大腸菌群もほぼ同じ程度検出されている．養液栽培は，土を使わず，温室という比較的隔離された衛生的な環境で栽培が行われるが，出入り口や天窓・側窓の開閉を頻繁に行うので，衛生管理から見れば，本質的には露地の土耕栽培との違いはあまりないと言えよう．

6.3　堆肥の病原微生物による汚染

堆肥，特に牛ふん堆肥については，腸管出血性大腸菌 O 157 の汚染の可能性があるので，不十分な発酵や野積みなど不適切な取扱いによっても，病原性微生物が生存・増殖する可能性があり，土耕栽培においては使用にあたって十分な注意が必要である（表 6.2）．すなわち土壌と隔離され，屋根付きの堆肥製造場所で衛生的につくることが必要であり，堆肥の除塩のための野積みなどは堆肥が再汚染する可能性が高いので避けなければならない．また，有機栽培では，いわゆる「ぼかし」が用いられることがあるが，ぼかしは一般には低温発酵で作られるので，牛ふんなど糞便由来の原材料を用いた場合はその使用を避けるべきである．

表 6.2　牛ふん堆肥中の病原菌汚染の状況

病原菌	検体採取日時・陽性検体数		
	1月28日	2月26日	3月16日
サルモネラ	16/18 (88.9)	4/18 (22.2)	15/15 (100)
大腸菌 O 157　↓　イムノクロマト法	0/18 (0) 18/18 (100)	0/18 (0) 0/18 (0)	0/15 (0) 0/18 (0)

（　）内は％，↓は分析法を変えたことを示す．
小沼博隆：野菜衛生管理技術構築事業委員会資料（2002）より．

6.4 異物混入

表 6.3 は農産物の異物混入事例である．異物の混入は GAP 以前の問題であり，クレームの対象であった．GAP の導入によって，生産物の取扱いが丁寧になり，また作業場などの清掃を定期的に行うことにより異物混入の低減が可能となる．

6.5 GAP の基本的考え方とその進め方

コーデックス委員会の「食品衛生の一般的原則（1997）」によれば，まず衛生的な種子，次いで衛生的な環境，および栽培・収穫・出荷時の野菜の取扱いを挙げ，HACCP に示されている手順によって危害の増殖防止や排除を行うこととなる．HACCP（Hazard Analysis and Critical Control Point：危害分析重要管理点）は，食品製造工場などの衛生管理上の注意点を分析するものであり，外界と隔絶することを原則としているので，農産物を生産する現場にそのまま導入するには無理がある．このため，農産物についての衛生的生産手順は，GAP（Good Agricultural

表 6.3 農産物の異物混入事例数（量販店への消費者からのクレーム調査）

混入異物	農産食品 野菜	農産食品 果物	混入異物	農産食品 野菜	農産食品 果物
昆 虫	26	2	動 物	5	
毛 髪	4	3	繊維・糸・紐	1	
金 属		1	塗料・インク	1	
プラスチック	1		薬 品	5	1
石・砂	2		汚れ付着		2
木 質	1	1	その他	1	
植物組織	16	7	不明物	2	2
動物組織		8	不 明	1	1
			合 計	66	28

林 喬：食品異物混入クレーム集，環境文化創造研究所（2001）

表 6.4　GAP の 10 手順

手順 1：役割分担を整理する．
手順 2：対象野菜の生産，出荷状況を整理する．
手順 3：栽培施設，圃場の立地条件を整理する．
手順 4：栽培工程図を作成する．
手順 5：栽培工程に沿って危害分析を実施する．
手順 6：衛生管理方法を整理する．
手順 7：重要管理点を設定し，整理表を作成する．
手順 8：改善措置を設定する．
手順 9：検証方法を設定する．
手順10：文書，記録の保管，管理方法を設定する．

Practices：適正農業規範，ジーエイピー）と呼ばれ，農産物の生産において，病原微生物はもとより，汚染物質（自然毒，硝酸態窒素や重金属），異物混入などの食品安全危害を最小限に抑えるもので，生産物の流れの各段階をポイントとして分析し，普及マニュアルでは各ポイントの危害を最小限にするための10の手順を示している（表6.4）．

農産物の病原微生物汚染の大部分は，作業者または動物の糞便がその源となっている（表6.5）．これらの要因を十分に理解し，厳しく管理することによって，衛生危害を最小限に抑えることができる．もとより100％安全性を確保することは不可能であり，可能性のある危害を分析し，それを最小限にする努力をして，記録を残すことがGAPの基本的な考え方である．GAPの進め方としては，できるところから始め，徐々にレベルアップを図ることが重要である．

図6.1は農場から消費者に至るまでの衛生管理のチェーンを示している．この図では，農場では，GAPに基づき衛生管理を行い，流通・消費段階になると，加工工場などではGMP（Good Manufacturing Practices：適正製造規範），市場・小売店などの流通や消費者などではGHP（Good Hygienic Practices：適正衛生規範）など，別の規範を適用することになっている．いずれにしても，農作物はこのチェーンのどこかで不適切な扱いをすれば，危害が消費者に及ぶおそれがあるということを示してお

表 6.5　農産物の病原微生物汚染源とその増殖要因

	微生物汚染源	増殖要因
収穫前	糞便 土壌 灌がい水・培養液 未熟，不適な堆肥	塵・ゴミ 野生動物，家畜 ヒト（作業者他）
収穫後	糞便 ヒト（作業者，消費者） 収穫用機器類 収穫輸送用容器 野生動物，家畜 塵・ゴミ 調製・包装などの装置	水 輸送車両 不適切な貯蔵 不適切な包装 交差汚染（他の食品から） 陳列時の不適切な温度 販売後の不適切な取扱い

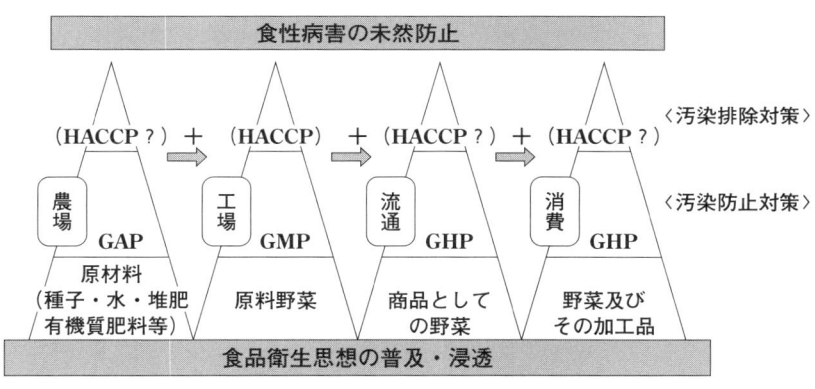

図 6.1　農場から消費者までの衛生管理のチェーン
日本施設園芸協会編：生鮮野菜衛生管理ガイド（2003）より．

り，消費者も含め全員がその責任を負っているという意味がある．

6.6 GAPの実践

6.6.1 立地条件

　生産圃場(ほじょう)は，温室などの施設も含め，ほぼ開放状態である上に，地下水を原水として利用する場合も多いことから，周辺環境がもたらす微生物危害の可能性は大きい．家畜類の飼育施設や産業廃棄物処理施設などは有害微生物や汚染物質の発生源となる恐れがあるため，こうした施設の周辺に圃場があると，危害の可能性は大きくなる．また，野生動物の糞や生ゴミなどが周辺に散乱している場合，それらが小動物・昆虫の発生や誘引源となるため，定期的に周辺環境の整備を行う必要がある．さらに，ペットにも注意が必要である．保安のために犬を飼っている生産者も見受けられるが，温室などの施設内には絶対入れないように注意すべきである．

6.6.2 施設・設備

　施設・設備については，作業手順書や保守管理プログラムを作成し，定期的に記帳することによって，危害を管理する必要がある．作業手順には対象とする施設・設備・機具リスト，作業責任者，洗浄方法および頻度などを記載し，実施記録を付けて少なくとも1年間保管する．また，保守管理プログラムを作成し，月1回を目安に定期的に施設を点検し，汚損や破損を防止する．以下に具体的な注意点を述べる．

1) 栽培施設

　施設内の通路はマットやモルタルなどでカバーし地面と分離する．外部からの微生物の持ち込みを避けるため，極力専用の履物に履き替えるか殺菌槽を設ける．窓や出入り口などの開放は最小限にし，小動物や昆虫の侵入を防ぐ．と言っても夏場の窓の開放は避けられないので，ネットを張って防ぐようにする．液体石けんを備えた手洗い設備を設ける．施設内および周辺は定期的に清掃する．廃棄物は蓋(ふた)付きの専用容器に保

管する.

2) 出荷調製施設

　収穫や出荷調製は作業者が最も生産物に触れる機会となるので慎重に対処する必要がある．最終製品である野菜と直接触れる設備・機具類，水，作業者は衛生的でなければならない．また，床面，排水溝からの汚染，小動物・昆虫の侵入，土壌の持ち込みなどに対する防止措置が必要である．また，微生物の増殖を抑制するために，施設は窓などの開放は避け，空調を設備することが望ましい．

3) 衛 生 施 設

　不衛生なトイレ施設，手洗い施設，下水処理施設などは，作業者を介して野菜に微生物危害を与える可能性が非常に高い．水洗トイレとすることはもちろん，手洗いの後は備え付けタオルなどは使わず，紙タオルか温風乾燥機を使うようにする．野菜くずなどの廃棄物は放置すると小動物・昆虫類の発生または誘引源となるため，蓋をしっかりつける．排水溝は定期的に清掃し，小動物・昆虫の発生や誘引源となることを避ける．

6.6.3 使　用　水

　野菜に付着した有害微生物はきれいな水で洗い流すことができるが，逆に水が有害微生物に汚染されている場合は，野菜の直接的な汚染原因ともなる．栽培で使用される水は，①栽培水（灌がい水を含む），②設備・機具類の洗浄水や作業者の手洗い水，③収穫した野菜の洗浄・冷却水の3種類に大別できる．この中で②および③は微生物学的には飲用適のレベルのもの（1ccの水の中に，一般細菌100個以下，大腸菌群は0）であることが望ましい．水道水は，この条件を満たしているので，一般に安全で衛生的といえる．給水・配管設備の不備（ひび割れ，水漏れなど）を点検する．井戸水や河川水を栽培水として使用する場合は事前に調査し，必要があれば殺菌する．貯水槽を設置した場合は，微生物汚染の防

止策を講じる．適正な水質を確保するために，半年に1回以上の水質検査を行う．

6.6.4 小動物・昆虫の管理

圃場や栽培施設において，ネズミや野鳥などの小動物・昆虫管理をすることは困難である．しかし，これらの小動物・昆虫は病原微生物を保菌し，野菜やその生産設備・器具類，ひいては作業者をも汚染する可能性がある．したがって，その生息状況を把握し対策を講じることは，微生物危害の低減に有効である．温室などは出入り口，天窓・側窓に網戸をつける必要がある．施設周辺の廃棄物や生ゴミなどは定期的に点検・清掃し，小動物・昆虫の生息場所をなくす．また，壁，ドア，床などの穴や通気口などをふさぎ，小動物・昆虫の施設への侵入を防止する．

6.6.5 作　業　者

野菜生産に携わる作業者の衛生管理には十分な配慮をすべきである．糞便およびその汚染物質と野菜が接触する可能性を最小限にするため，伝染病，下痢を伴う疾病，傷を有する作業者による野菜の直接的な取扱いは避ける．また，経営者は作業者に対して，不衛生な行為による汚染の危険性や適正な衛生管理手法について教育・訓練する必要がある．特に，徹底した手洗いは，作業者を介した野菜汚染を防止するのに非常に有効である．

6.6.6 栽培工程図の作成

図6.2には，トマトの施設土耕栽培における一般的な栽培工程図の例を示した．栽培工程図とは，栽培に使用する原材料・資材および栽培工程のすべての工程を列挙し，その工程のつながりを矢印で結び，その工程に対応する栽培条件の概要を記した図である．衛生管理計画一覧表（いわゆるチェックリストなど）はこれに基づいて作成し，作業の適正化を

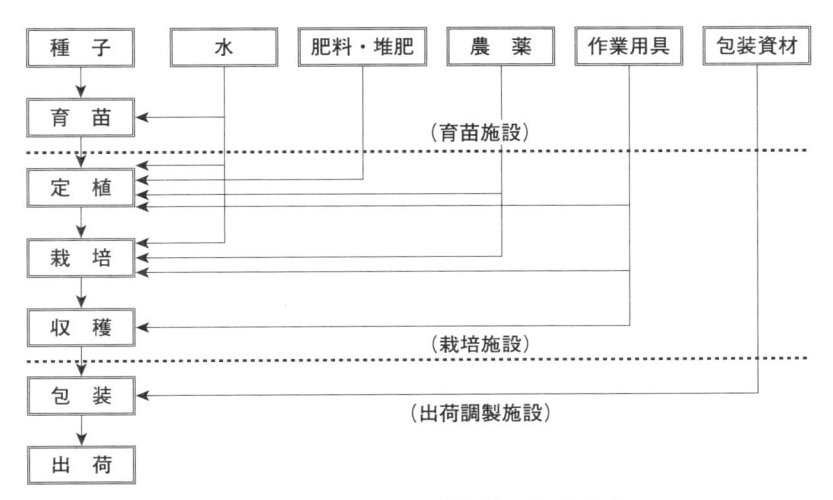

図6.2　トマト施設土耕栽培工程図（例）

図ることが重要である．

6.6.7　文　書　管　理

　生産・衛生に関する記録と文書保管管理を行うことは，生産者の責務である．生産された野菜に異常が発生した場合，その生産履歴を追跡調査することにより，損害を最小限に防ぐと同時に，生産段階以外での取扱い不良による異常も証明できる．記録された文書は1年間保管する．文書化・記録化は衛生管理システムが機能していると評価される裏付けとなる．施設の責任者は，マニュアル，チェックシート，衛生作業シート，その他帳票類などの記録類を保管管理する必要がある（表6.6）．

6.7　GAPとトレーサビリティとの関係

　トレーサビリティの定義は，「生産，処理・加工，流通・販売のフードチェーンの各段階で食品とその情報を追跡し，遡及できること」とされている．また，川下方向へ追いかけることを「追跡（トラッキングまた

表 6.6 チェックリストの一部の例

工程	管理項目	チェック事項	確認頻度	評 価 (○ or ×)
作付前・準備段階	水（CCP）	水源，水質の確認	作付前	
	堆肥・有機質肥料（CCP）	製造工場の確認 保管庫の確認	購入前 定期的	
	立地	周辺状況の確認	作付前	
	施設設備	不備な点はないか 補修されているか	作付前	
	排水対策	不備な点はないか 補修されているか	作付前	
	ネズミ・鳥類・昆虫対策	侵入した形跡はあるか 対策は取られているか	作付前	
	トイレなど衛生施設	不備な点はないか 補修されているか	作付前	

はトレースフォワード）」，川上方向に遡ることを「遡及（トレーシングまたはトレースバック）」と呼んでいる．具体的には，トレーサビリティシステムは，生産，処理・加工，流通・販売などの段階で，食品の仕入先，販売先などの記録を取り，保管し，識別番号などを用いて食品との結び付きを確保することによって，食品とその流通した経路および所在などを記録した情報の追跡と遡及を可能とする仕組みである．

　トレーサビリティは，何か異常が起きた時に川下から川上に向かって情報をたどり，遡及できる能力を示すが，通常の状態では川上から川下に向かって消費者に情報を提供する手段ともなる．すなわち生産者と消費者がお互いに顔を合わせる関係を構築でき，いわゆるブランド化が図れるというメリットを兼ね備えている．元来，トレーサビリティの機能には農薬使用や衛生管理など，安全性の確保そのものは含まれておらず，生産物の流れに沿って確実に記録を残していくためだけの手段である．しかし，消費者が最終的に求めている生産情報のうち，最も関心が

高いのが安心・安全に関する情報である．また，生産者も農薬使用記帳，衛生管理記帳，生産履歴記帳などが別々な方向から要求されることに戸惑っているものと思われる．現場に近い普及センターやJAなどもしかりであろう．したがって，以上の運動はいずれ統合的に扱われることが望ましく，生産履歴，使用農薬，衛生管理，特別栽培法などの記録などを一括して残し（これを○○農場のGAPと規定し），トレーサビリティシステムに○○農場GAPという文言を乗せることによって，消費者には大きな安心を届けることができるのである．今は別々に実証試験などが行われているGAPとトレーサビリティシステムはなるべく近いうちにドッキングして，現場に普及させるべきであると考える．

6.8 ま と め

　ここではGAPについて衛生管理を中心に述べたが，これまでのような危害を出荷段階でチェックするファイナルチェック方式では問題が発生した時にその原因が特定できない．問題を隠蔽しようとした食品企業は社会的責任（CSR）を問われ倒産を余儀なくされた．また，BSEが日本で発生した折には，対応の遅れた国が強い批判を浴びた．

　今後は，生産から消費までの各段階で，危害をポイントごとに最小限にしたという証拠（プロセスチェック）が必要となるのである．もとよりどのポイントにも100％の安全性はないが，①原因の特定がかなりの程度可能となり，②各プロセスでの危害を最小限にしたという記録が残るので，ここまでやっているという自信が得られる．これを示すことによって，流通業者・消費者に理解してもらい，安心を届けることができるのである．

　さらに，以上を実行することによって生産者側で期待できるメリットもある．すなわち，①結果的に品質が向上する（鮮度，取扱いなどの向上），②異物混入などの不注意がなくなる（徹底した清掃，整理，整頓），

③記帳により，ノートを繰り返し読むようになり，自身の安心，経営の改善，衛生管理の向上，農薬などの情報の把握などが得られる．

「食品の安全はすべての人の責任」である．つまり，消費者に安心・安全を届けることは，すべての関係者の責任である．今後は，生産，流通，消費それぞれの段階で，この運動を具体化し，野菜による食中毒を未然に防止したいものである．

参 考 文 献

1) 日本施設園芸協会編：かいわれ大根生産衛生管理マニュアル策定委員会報告, p. 1-101 (1996)
2) Beuchat, L.R. : Pathogenic microorganisms associated with fresh produce, *J. Food. Prot.*, **59**, 204-216 (1996)
3) USFDA/CFSAN : Guide to Minimize Microbial Food Safety Hazards for Fresh Fruits and Vegetables, p. 1-26 (1998)
4) 日本施設園芸協会編：水耕栽培の衛生管理ガイド—より安全な水耕葉菜類の生産のために—, p. 1-72 (1999)
5) 厚生省食品保健課編：全国食中毒事件録（昭和57年〜平成7年度版），日本食品衛生協会．
6) Tauxe, R. K. *et al.* : Microbial hazards and emerging issues associated with produce a preliminary report to the national advisory committee on microbiologic criteria for foods, *J. Food. Prot.*, **60**, 1400-1408 (1997)
7) 上田成子：生食用野菜の細菌学的研究, 防菌防黴, **26**, 673-678 (1998)
8) EUREP-GAP, 欧州小売業組合 HP (http://www.eurep.org) (2000)
9) Codex Committee on Food Hygiene : Recommended International Code of Practice : General Principles of Food Hygiene, CAC/RCP1-1969 (2003)
10) 日本施設園芸協会編：生鮮野菜衛生管理ガイド—生産から消費まで—, p. 1-99 (2003)
11) 日本農林規格協会編：「食品安全のためのGAP」策定・普及マニュアル, 初版 (2005)
12) 泉　秀実：野菜の衛生管理法と微生物管理技術, 園芸学研究, **4** (1), 1-6 (2005)

〈篠原　温〉

7. 食品の安全性と食品添加物

　ここ数年,牛海綿状脳症(BSE),鳥インフルエンザ,違法食品添加物など食に関する事件が次々と発生している.こうした背景のもと,国が食品の安全に関するアンケート調査を行った結果,多くの人が食品に不安を感じており,中でも食品添加物,残留農薬,遺伝子組換え食品などに不安を持っていることが示された.この章では特に食品添加物について,その定義,メリットとデメリット,各種食品添加物の働き,食品添加物の安全性評価方法,リスクコミュニケーションなどについて述べる.

7.1　食品添加物とは

　食品添加物は食品の品質を向上させるために食品に添加するものである.食品衛生法(第2条)では「食品添加物とは,食品の製造過程において又は食品の加工若しくは保存の目的で,食品に添加,混和,湿潤その他の方法によって使用する物をいう」と定義されている.食品添加物は次の基準を満たさなければならない.①安全性が確認されている,②消費者に利点がある,③製造・加工に不可欠で食品の栄養価を維持する,④腐敗・変敗・化学変化を防止する,⑤色や香りを良くするなど付加価値を高める,⑥すでに指定されている食品添加物の効果以上かあるいは別の効果をもつ,⑦化学分析により添加を確認できるものとされている.

　食品添加物は厚生労働大臣が指定した**指定添加物**(天然の添加物も含

む），既存添加物名簿に記載されている**既存添加物**，動植物から得られた食品の着香目的の**天然香料**，**一般飲食物添加物**の四つに分けられる．食品添加物には食品の製造に関わるものとして膨張剤，消泡剤，増粘剤，乳化安定剤，品質保持剤，保湿剤，pH調整剤，品質改良剤などがある．食品の加工に関するものとしては，着色料，甘味料，調味料，香料，漂白剤などがある．食品の保存に関するものとしては，保存料，防かび剤，酸化防止剤などがあげられる．

7.2　食品添加物のメリットとデメリットと問題点

我々の日常生活で食品添加物を摂取しない日はほとんどないといっても過言ではない．日本人がほぼ毎日摂取している大部分の味噌，醤油などにも食品添加物は使用されている．食品材料を収穫してから消費するまでの間，腐敗，酸敗（変敗）などが起こる．腐敗は食品中のタンパク質などの有機物が微生物により分解される現象で悪臭，有害物を生じる．酸敗（変敗）とは食品中の油脂が貯蔵中に酸化，加水分解などにより変質し，色，味，臭気などの変化をきたしたり，食品が微生物などにより腐敗し酸を生じ，酸味が感じられるようになる現象である．食品添加物を使用することにより，食品の腐敗，酸敗，劣化を防ぎ，保存性が確保できる．さらに品質を向上させ，大量生産を可能にするために必要とされている．しかし一方では，人体への毒性など安全性に関して，消費者は不安を感じている．

食品添加物を使用することによるメリットとしては以下の点が挙げられる．

消費者にとっては，食品添加物の使用は食品中の微生物の増殖抑制，油の酸敗時間の延長などにより，下痢や食中毒などの事故を防ぐことができるというメリットがある（事例1）．また腐敗までの時間を延長することにより，食品の栄養価の維持が可能となる．生産者にとっては，保

存料の使用により，食品の長期保存が可能になり，大量に生産できるという経済効果がある．腐敗を防ぎ長期保存が可能になれば，廃棄することなく食資源を有効利用できる．また，色や香りをつけることにより食品の付加価値を高めることができる．

事例1　酸敗油脂による食中毒：昭和39年，大阪などで患者69人の食中毒の事故が起こった．A社の即席やきそばを食べた人が下痢，嘔吐，腹痛，頭痛などの症状を訴えた．原因は油脂の酸敗によるものであった．油脂の酸敗により生じた物質は消化管からの吸収率が高く毒性が強いこともあり，昭和40年代にもポテトチップス，揚げせんべい，即席ラーメンによる食中毒例がしばしばみられた．しかし昭和60年代にはいり，食品衛生法の施行の徹底，食品添加物の使用，不活性ガス充填，脱酸素剤の使用などにより事故が大幅に減った．

デメリットとしては以下の諸点が挙げられる．

食品添加物によっては人体に有害なものもある．そのため保存料など，ある種の食品添加物には対象食品や使用量の制限などの使用基準が設けられている．しかし，使用量や方法を間違えると毒性が現れることがある．また，ある添加物に対し感受性の強い人では微量でも毒性が現れる場合がある（事例2）．他に相乗毒性が懸念されるが，食品添加物は個々の毒性がわかっていても複数のものを摂取した場合の相乗毒性についての研究データはあまり多くない．これは現在認められている指定食品添加物同士の組合せに加え，既存添加物などを含めるとその組合せが膨大な数になるためである．日本で行われたいくつかの保存料，酸化防止剤などを組み合わせた毒性試験の結果，著しい相乗毒性は認められなかったという報告があるが，今後このような相乗毒性に関する実験データを多く集める必要があろう．

他のデメリットとして，食品に食品添加物を用いるとその効果が著し

いので，衛生管理がずさんになったケースがあった．また肉の鮮度などのごまかしに悪用されたケースもあった．

事例 2　中華料理症候群：都内の某ラーメン店のタンメンを食べた客が灼熱感，顔面の圧迫感，倦怠感など末梢神経の症状を訴えた（昭和45年，苦情件数2件）．調査の結果，原因物質が調味料のグルタミン酸モノナトリウムと推定された．被害者のグルタミン酸モノナトリウムの摂取量をタンメンの摂取量から換算すると，調理目的に使用される量よりはるかに多い量であった．中華料理症候群の症状を引き起こす量は3～5gとされているが，過敏な人では少量でも症状が現れる．

味付けコンブでも同様の苦情がよせられ（昭和46年，苦情件数11件），多い人で一度に14gのグルタミン酸モノナトリウムを摂取していた．これは当時コンブが値上がりしたため，某メーカーがコンブをグルタミン酸モノナトリウムに浸したうえ，さらにそれをまぶして増量していたことによる．

7.3　食品添加物の安全性評価ーリスク・ベネフィットー

食品添加物のヒトの健康に及ぼす影響について科学的に評価することは重要である．食品添加物はヒトの健康を守るメリットがあると同時に過剰摂取などにより健康を害するものもある．ブチルヒドロキシアニソール（BHA）は酸化防止の機能があるため食品添加物として使用されている．しかし一方では，BHAを多量に摂取するとがんになるリスクもある．そのため日本では限られた油脂などの食品にしか使用できない．がんになるリスクと酸化した脂質を摂取した時の害をどのように評価したらよいか．そこで登場したのがリスク・ベネフィットという安全性評価の考え方である．これは1983年に登場した思想で，ある物質のヒトの健康への有用性と危険性に対するバランス評価を行いその使用を考え

るものである．先進国ではBHAは使用する社会益の方がリスクよりも高いと評価され，BHAの使用制限をとらない国も多い．しかし，日本では逆にリスクの方を重視し対象食品，使用量などについて制限している．

7.4 食品添加物の成分規格，使用基準，表示基準

　食品添加物の表示に関しては平成3年7月に食品添加物の全面表示が義務づけられた．食品添加物の成分規格は食品添加物公定書（5年ごとに改定）に掲載されている．内容は，名称，化学構造式，分子量，含量，性状，確認試験法，純度試験法，含有量測定のための定量法などである．また食品添加物には基準が示されていて，使用基準，製造基準，保存基準，表示基準などがある．使用基準とは対象食品，使用量，使用制限を規定したものである．使用基準のない食品添加物もある．

使用基準の例　品質改良剤：臭素酸カリウム，対象食品：パン，
　　　　　　　使用量：0.030g/kg以下，
　　　　　　　使用制限：最終食品の完成前に分解又は除去すること

　製造基準では天然香料と既存添加物について使用できる抽出溶媒の種類，およびその残存量が規定されている．表示基準には食品添加物そのものの容器に表示すべき基準と，食品添加物を使用した食品の容器・包装に表示すべき基準とがある．食品添加物を使用した食品は一部の例外を除いて原則として食品添加物を表示しなければならない．表示方法は物質名表示，用途名併記，一括名表示がある（図7.1）．物質名表示は食品添加物の化学名が主体であるが，消費者にわかりやすいように簡略名，類別名が決められており，それで表示してもよい．次頁の例では，カロテノイド色素が類別名，ビタミンB_1，ビタミンEは簡略名である．

7. 食品の安全性と食品添加物

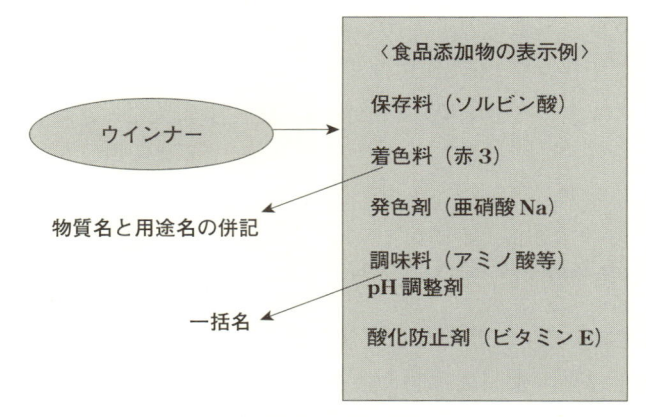

```
           ┌─────────────────────────────┐
           │  〈食品添加物の表示例〉      │
           │                             │
 ウインナー →│  保存料（ソルビン酸）       │
           │                             │
           │  着色料（赤3）              │
           │                             │
物質名と用途名の併記│  発色剤（亜硝酸 Na）  │
           │                             │
           │  調味料（アミノ酸等）       │
           │  pH 調整剤                  │
    一括名 →│                             │
           │  酸化防止剤（ビタミン E）   │
           └─────────────────────────────┘
```

図 7.1　食品添加物の表示例

物質名表示の例　クチナシ黄色素→カロテノイド色素，
　　　　　　　　チアミン塩酸塩→ビタミン B_1,
　　　　　　　　dl-α-トコフェロール→ビタミン E など

　用途名併記は，食品添加物の物質名だけでなく用途も併せて表示した方が消費者にわかりやすいもの（甘味料，着色料，保存料，酸化防止剤，増粘剤，漂白剤，発色剤，防かび剤）を併記する．

用途名併記の例　甘味料（サッカリン Na），着色料（コチニール）など

　pH 調整の目的で酢酸，炭酸水素ナトリウムなどを使用した場合，物質名ではなく「pH 調整剤」のように一括名で表示ができる．香料などのように複数の配合で役割を果たすものや有機酸，アミノ酸も一括名による表示ができる．また，調味料を混合して使用した場合には代表的なものを記載してもよいことになっている．

一括名表示の例　調味料（核酸等），イーストフード，かんすい，
　　　　　　　　酸味料，乳化剤，pH 調整剤，豆腐用凝固剤

食品添加物の表示が免除されるものが三つある．ビタミン類，ミネラル類などの①栄養強化剤と②キャリーオーバー，③加工助剤である．キャリーオーバーとは食品添加物を含む食品を他の食品の加工に用いた場合の，加工した食品に持ち越された，もとの食品に含まれていた食品添加物のことである．キャリーオーバーとみなされるには持ち越された添加物が効果を発揮する量まで含まれていない必要がある．加工助剤は，油脂の製造に用いられるヘキサンなどの溶剤，タンパク質の加水分解に用いられる塩酸，中和に用いられる水酸化ナトリウムなどがある．加工助剤は食品を加工する工程で除去され最終食品には残存しない．

7.5　食品添加物の安全性試験と指定

　国により食品添加物の指定が異なると貿易上大きな問題になる．そこでFAO（国連食糧農業機関）とWHO（世界保健機関）の合同専門家委員会が設けられ食品添加物に関する様々な問題を検討し，各国に勧告している．FAO/WHO合同食品添加物専門家委員会（JECFA：Joint FAO/WHO Expert Committee on Food Additives）は各国から食品添加物の安全性，毒性に関わる情報を収集し検討している．わが国の食品添加物の指定は，JECFA，EU，諸外国の評価を参考にしつつ，国民の健康確保の観点から必要なものについて，個別に有用性，安全性について科学的に検討し，定めている．

　食品衛生法により健康に害のある食品添加物の使用，製造，販売等は禁止されている．食品添加物の安全性の評価は次のように行われている．まず実験動物を用い，食品添加物の濃度を変えて一生涯与え続け，毒性が現れない最大濃度（最大無作用量）を求める．次にこの値にヒトと動物の種差，個人差を考慮し1/100をかける．これをヒトの1日摂取許容量（ADI）とし，ADIを下回るように，食品添加物の使用基準を決定する．ADIは体重1kg当たりの量（mg/kg・体重）で表される．

1 日摂取許容量（ADI）＝動物実験の最大無作用量×1/100

食品添加物の安全性評価の流れ
動物試験による毒性試験→無作用量決定→ ADI 決定→使用方法の決定
→食品添加物の使用基準の決定

新たに開発された食品添加物は，厚生労働大臣による指定を受けなければならない．その流れを図 7.2 に示した．

食品添加物の主な安全性試験として一般毒性試験（急性毒性試験，亜急性毒性試験，慢性毒性試験），特殊毒性試験（繁殖試験，発がん性試験，催奇性試験，変異原性試験），生化学試験（薬理試験）などがある．**急性毒性試験**は，被験物質の量を変えて 1 回だけ実験動物に与えた時の毒性を試験するもので，被験物質のおおよその毒性を判断できる．また実験動物の 50％が死亡する量である LD_{50} が求められる．**亜急性毒性試験**は実験動物の平均寿命の約 1/10 にわたって投与し毒性をみる．**慢性毒性試験**は実験動物に被験物質をほぼ全生涯投与し影響をみるものである．**変異原性試験**は細菌を用いる Ames（エイムス）試験や哺乳類の培養細胞を用いる染色体異常試験などがある．Ames 試験は次のように行う．アミノ酸の一種であるヒスチジンがないと増殖できないヒスチジン要求菌の培

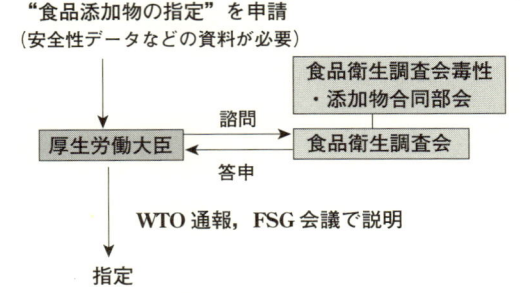

WTO：世界貿易機関，FSG：食品輸入円滑化推進会議

図 7.2　食品添加物の指定の主な流れ

地に変異原性化合物を添加すると突然変異し，ヒスチジンがなくても増殖できるようになる．同じ培地に新規添加物などの被験物質を添加して，変異原性化合物と同様の作用をするか否か試験する．**発がん性試験**は実験動物のほぼ全生涯にわたり被験物質を与え，発がんの有無をみる試験である．**繁殖試験**は繁殖に及ぼす影響をみるもので，生殖腺の機能，受胎，出産後の新生仔の生育などに及ぼす被験物質の影響を試験する．**催奇性試験**は妊娠した動物に被験物質を与え胎児への影響を調べる試験である．また，食品添加物の体内での吸収・分布・代謝・排泄など体内に入った後の生体内での変化などをみる**薬理試験**もある．

7.6 食品添加物の発がん性とその対策

食品添加物の発がん性に関して，発がん性の認められた甘味料ズルチン，サイクラミン酸塩（チクロ），AF-2が食品添加物の指定から外された．ズルチンは肝臓腺腫（マウス），チクロは膀胱がん（イヌ）の発症が認められた．また，殺菌料であり漂白作用のある過酸化水素に関しては，十二指腸（ラット）にがんの発生が認められた．そのため使用するにあたり，すべての食品について最終食品の完成前に過酸化水素が分解または除去されていなければならないという使用基準が設けられた．

7.7 主な食品添加物の働き

食品添加物には，保存料，防かび剤，殺菌料，酸化防止剤，発色剤，合成着色料，甘味料，酸味料，増粘剤，漂白剤，イーストフード，香料，調味料，乳化剤，pH調整剤，膨張剤，栄養強化剤などがある．以下それぞれについて説明する．

保存料：食品の腐敗，変敗を防止し，食品の保存効果を高める防腐剤である．保存期間を長くする働きがある．殺菌作用はなく静菌作用があ

る．例：安息香酸およびそのナトリウム塩があり，キャビア，マーガリン，醤油などに使用が認められている．

防かび剤：ジフェニル (DF)，オルトフェニルフェノール (OPP)，チアベンダゾール，イマザリル．1種類の使用だと全てのカビを防ぐことができないので通常3～4種類を併用する．貯蔵容器中に防かび剤を浸潤させた紙片を入れる，果物など食品を直接防かび剤の溶液に浸す，ワックスに混ぜて使用する，スプレーするなどいくつかの使用方法がある．

殺菌料：過酸化水素，次亜塩素酸ナトリウム．毒性が強いが殺菌作用，漂白作用がある．過酸化水素はかずのこ，ゆで麺などに使用される．大腸菌，ぶどう球菌，腸炎ビブリオに対し強力な殺菌作用がある．最終的に食品に残らないようにするという使用基準がある．

酸化防止剤：食品が酸化すると異臭，変色，毒性が生じるので，酸化を防止する目的で添加する．ジブチルヒドロキシトルエン (BHT)，ブチルヒドロキシアニソール (BHA)，エリソルビン酸およびエリソルビン酸ナトリウムなどがある．BHTの使用は食用加工油脂，バター，魚介乾燥品，魚介塩蔵品などに対象が定められているが，酸化防止剤の中で安定性が大きく，加熱加工処理後の効力保持に優れている．

発色剤：着色料と異なりそれ自体は色を持たないが，食品中の色素に作用してその色調を固定・安定化・鮮明にする．亜硝酸ナトリウム，硝酸カリウム，硝酸ナトリウムなどがある．肉の赤色はヘモグロビン，ミオグロビンによるが，空気中に放置したり，加熱すると変色する．しかし，発色剤を使用すると安定なニトロソ化合物をつくるので変色しにくくなる．また亜硝酸ナトリウムは発色作用だけでなく，症状のひどい食中毒を引き起こすボツリヌス菌の繁殖を抑える．外見や味は塩に似ていて水に溶けやすい性質を持つ．亜硝酸ナトリウムの対象食品は食肉製品，魚肉ハム，ソーセージ，いくら，すじこ，たらこなどであり，それぞれ使用基準が定められている．

表 7.1 各国における食品添加物の許可・不許可の例

色素：食用赤色 106 号
- ○ 日本
- × 米，英，インド，オーストラリア，オランダ，カナダ，韓国，シンガポール，マレーシア，スイス，フランス，ドイツ（平成 9 年度）

色素：食用赤色 2 号
- ○ 日本，イギリス，フランス，ドイツ，スイス，オーストラリア
- × アメリカ，インドネシア，タイ，マレーシア

色素：食用赤色 3 号
- ○ 日本，米，英，インド，オーストラリア，オランダ，カナダ，韓国，シンガポール，マレーシア，スイス，フランス，ドイツ（平成 9 年度）

乳化剤：ポリソルベート 60，65，80
- ○ 米
- × 日本

酸化防止剤：エトキシン
- ○ 米，カナダ，EU 諸国，台湾，イスラエルなど
- × 日本

合成着色量：天然の食品素材の色調を長時間維持するのは困難であり，通常変色あるいは退色してくる．そこで食品への着色の目的で合成着色料が使用される．タール色素，そのアルミニウムレーキ，酸化鉄（Ⅲ）（ベンガラ），二酸化チタン，クロロフィル誘導体，水溶性アナトーなどがある．食用赤色色素 2 号（アマランス）は暗紫赤色でジュース，菓子，ジャム，漬物などに使用されており，カステラ，きなこ，魚肉漬物，コンブ類などには使用が禁止されている．赤色 2 号は，日本，ヨーロッパ，オーストラリアは使用が許可されているが，米国では許可されていない（表7.1）．黄色 4 号，5 号は水溶性のアゾ色素でタクアン，菓子に用いられる．水溶性アナトーは水に溶けやすい赤褐色〜褐色の色素で染着力が強くウインナーソーセージやみそ漬などに使用されている．

甘味料：砂糖は高価で肥満，虫歯を引き起こす．その代わりに甘味料が使用されることがある．しかし，チクロ，ズルチンなどは発がん性が

確認され，使用禁止となった．現在はサッカリン，サッカリンナトリウム，グリチルリチン酸二ナトリウム，アスパルテーム，キシリトールなどが使用を許可されている．サッカリンは砂糖の500倍の甘さで，甘さが口に長く残り，水に溶けにくい性質をもち，チューインガムのみその使用が認められている[7]．アスパルテームは砂糖の90～200倍の甘さでL-アスパラギン酸とL-フェニルアラニンを原料としてつくられる．これをヒトが摂取すると24時間以内に未変化で体外に排泄されると報告されており，炭酸飲料，ヨーグルトなどに使用され使用基準はない．

酸味料：味覚の向上，改善のために使用されるもので，食品に酸味を付与，または増強させる．クエン酸，コハク酸，乳酸，グルコン酸，氷酢酸などがある．

増粘剤：食品の組織形成や品質を向上させる働きがある．食品に粘ちょう性を与える，乳化を安定化させる，ゲル化させるなどの目的で使用される．アルギン酸ナトリウム，カルボキシメチルセルロースナトリウムなどがある．

漂白剤：食品中の天然色素，褐変物質などを分解，脱色するもので亜塩素酸ナトリウム，二酸化硫黄などがある．これらの漂白剤は酸化防止，変色防止作用もある．

イーストフード：パン，菓子などの製造工程で，イーストの栄養源などの目的で使用されるもので，塩化マグネシウム，炭酸アンモニウムなどがある．

香料：食欲増進のため食品に適当な香りを付与または増強し，食品の価値を高めるものである．合成着香料と天然着香料がある．エッセンス，オイル，エマルション，パウダーの4種類の形態がある．

調味料：食品に旨味を与えるものでアミノ酸系のL-グルタミン酸ナトリウム，グリシン，有機酸系の5′-イノシン酸ナトリウム，5′-グアニル酸ナトリウム，有機酸系のクエン酸ナトリウム，コハク酸一ナトリウムがある．グルタミン酸ナトリウムはコンブ汁の旨味である．水に溶け

熱，pHの変化に安定で，人体内では代謝されTCAサイクルへ入りCO_2と水にまで分解される．ここに挙げた調味料は使用基準がないが，D-マンニトール，クエン酸カルシウムなどは使用基準がある．

乳化剤：混ざり合わない油と水の乳化を可能にし安定化させる働きがある．乳化を良くするだけでなく，パンが硬くなるのを防いだり，ケーキやホイップクリームの起泡性を高めたり，ココアの分散性を良くするなど食品の品質を向上させる．グリセリン脂肪酸エステル，プロピレングリコール脂肪酸エステル，ショ糖脂肪酸エステルなどがある．

pH調整剤：食品を適切なpH領域に保つ目的で使用される．クエン酸，グルコン酸，酢酸ナトリウム，L-酒石酸ナトリウムなどがある．

膨張剤：パン，菓子などの製造工程で添加し，ガスを発生して生地を膨張させ多孔性にし，食感を向上させるものである．炭酸水素ナトリウムなどが使用されている．

栄養強化剤：食品の栄養強化を目的とするものでビタミン剤，カルシウム剤，アミノ酸であるフェニルアラニン剤などがある．食品の製造，加工，保存などの過程で失われた栄養素を補充することにより食品の栄養価を高めることができる．

7.8 天然添加物の取扱い

以前の食品衛生法では化学的に合成された添加物とごく一部の天然添加物（化学合成品以外のもの）のみ規制していた．しかし酵素処理を行い別の物質になったもの，虫を原料としたものなど，かつて食用にしてこなかったものが増えてきている．そこで平成7年の食品衛生法の改正により天然添加物も指定制度が導入され，平成8年5月より新規に開発された天然添加物も化学的に合成された添加物と同様に厚生労働大臣が指定したものしか販売・使用ができなくなった．しかし平成8年5月までに既に使用されている天然添加物に関しては，長期にわたる使用実績が

あり安全上とくに問題がないとされ，既存添加物として扱われ指定制度は適用されていない．

7.9　輸入食品と食品添加物

　厚生労働省が発表した 2002 年の輸入食品の届出件数，検査件数，違反件数の状況をみると，輸入食品の検査率は届出件数に対して 8.4 ％であった．届出件数中 0.1 ％が不合格と判断され廃棄，積み戻しの措置がとられた．一方，食品添加物にかかわる違反は検査数に対して 2.8 ％であった（平成 15 年厚生労働省発表）．

　過去の違反に関しては，①外国では使用許可されているが日本では不許可のものの使用，②過去に許可されていたが食品衛生法の指定から削除されたものの使用，③予想外の化学物質が添加されたもの，④添加物の過量使用，⑤過量残存が主な違反とみなされる．この中で圧倒的に多い違反は，①のケースである．例として諸外国では許可されているが日本では不許可の酸性タール色素（キノリンイエローなど）の菓子類，清涼飲料水からの検出である（①の例）．他に高級ワインの風味になるジエチレングリコールの輸入ワインからの検出（③の例），台湾の梅加工品からチクロの検出（②の例）などが挙げられる．違反の原因としては日本，外国，国際規格の相違や輸出入国に対する日本の規格基準情報の不徹底などが挙げられる．

7.10　食品の安全性とリスクコミュニケーション

　ここ数年，牛海綿状脳症（BSE）をはじめとする食に関する事件が次々と発生しており，多くの人々が食品に不安を持っている．消費者の不安を解消するために重要なのが食の安全に関するリスクコミュニケーションである．リスクコミュニケーションとは，消費者，食品関連事業

者，行政，専門家などが，リスクに関するさまざまな情報や意見をお互いに交換する過程をいう．具体的には厚生労働省における意見交換会の開催や政府広報による情報発信などが挙げられる．リスクコミュニケーションの目標として，関係者はそれぞれの食品の安全性に関する情報を，迅速に，必要な内容をすべて，わかりやすく，正確に共有すること，それとともに，各プロセスの透明性を確保すること，ならびに食品のリスクとその低減措置についてすべての関係者の間で話し合って共通理解を得るように努力すること，そして，それぞれの役割に応じて参加し貢献することが挙げられている．

平成15年5月に「食品安全基本法」の制定，「食品衛生法」の大幅な改正が行われた．「食品安全基本法」は国民の健康の保護を最優先とした食品安全行政を推進するためのものであるが，これにリスクコミュニケーションの実施に関わる規定が盛り込まれた．今後ますますリスクコミュニケーションが重要になっていくであろう．

参 考 文 献

1) 市川富夫他：食品衛生学，講談社サイエンティフィク (2001)
2) 大森義仁他：わかりやすい食品添加物，社会保険出版社 (1990)
3) 小笠原和夫他：食品衛生学，三共出版 (2002)
4) 緒方正名他：食品衛生学，朝倉書店 (2002)
5) 厚生労働省医薬食品局食品安全部：全国食品衛生関係主管課長会議資料，食品衛生研究，**54** (4)，52-58 (2004)
6) 内閣府食品安全委員会事務局：食の安全に関するリスクコミュニケーションの現状と課題，食品衛生研究，**54** (12)，7-11 (2004)
7) 日本食品添加物協会：食品添加物表示ポケットブック，日本食品添加物協会 (2004)
8) 細貝祐太郎他：食品添加物，中央法規出版 (2001)
9) 細貝祐太郎他：食中毒，中央法規出版 (2001)
10) 森下よし之：食品衛生学，朝倉書店 (1999)

〈江頭祐嘉合〉

8. 食品安全関係法令

8.1 食品安全関係法令の概要

　食品の安全性を確保するための中心的な法令は幾つかある．そのうち，食品の生産，製造関係の法令については農林水産省が主となって取り扱い，消費者の健康保護関係の法令については厚生労働省が主となって取り扱っている．しかし，平成15年からは「食品安全基本法」が制定され，各省庁より一段高い立場から内閣府において食品安全行政に関する総合調整が行われることとなった．食品安全基本法は，食品の安全性を考える場合の国としての基本理念を示すとともに，食品安全委員会による食品の健康影響評価，緊急時の対応を行うことが定められている．問題が生じた場合はこの委員会の意見に基づき，関係各省庁が実務的な対策を講じることとなる．食品生産，製造関係の法令としては「食糧・農業・農村基本法」に食料の安全性確保，衛生管理などが規定されている他，「肥料取締法」，「農薬取締法」，「飼料の安全性の確保及び品質の改善に関する法律」，「と畜場法」，「食鳥処理の事業の規制及び食鳥検査に関する法律」，「食品の製造過程の管理の高度化に関する臨時措置法」などがある．消費面においては「食品衛生法」が最も重要であり，この法令は食品の定義からはじまり，食品の安全上問題となる食中毒・健康障害の防止，寄生虫感染の防止，食品添加物の適正使用，組換えDNA技術応用食品の安全性の確保，有害・有毒食品の禁止，安全性の確証のない新開発食品の禁止などに及ぶ．そのほかに「健康増進法」には特別用途表示，誇大表示の禁止，栄養表示基準などが定められてお

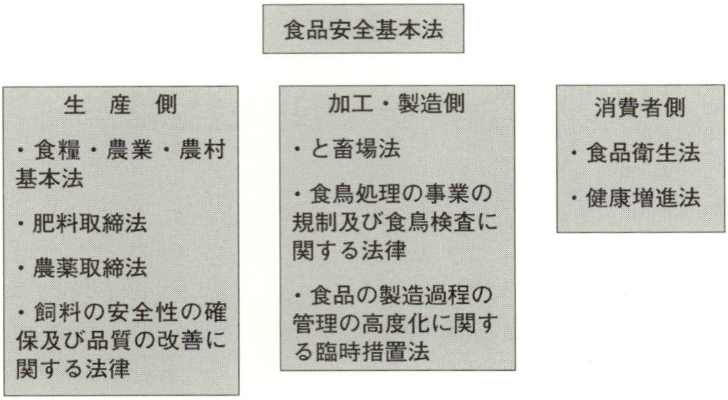

```
                    食品安全基本法

   ┌──────────┐  ┌──────────┐  ┌──────────┐
   │  生 産 側  │  │ 加工・製造側 │  │  消費者側  │
   │・食糧・農業・農村│ │・と畜場法    │  │・食品衛生法 │
   │ 基本法      │  │・食鳥処理の事業の│ │・健康増進法 │
   │・肥料取締法   │  │ 規制及び食鳥検査に│└──────────┘
   │・農薬取締法   │  │ 関する法律   │
   │・飼料の安全性の確│ │・食品の製造過程の│
   │ 保及び品質の改善に│ │ 管理の高度化に関す│
   │ 関する法律   │  │ る臨時措置法  │
   └──────────┘  └──────────┘
```

図 8.1　食品安全関係法令

り，関連法令として「調理師法」，「栄養士法」，「製菓衛生士法」などがある（図8.1）．ここでは，「食品安全基本法」の概要を説明した上，特に消費面における最も重要な法令である「食品衛生法」について解説する．

8.2　食品安全基本法

　この法律は平成15年に食品関係の社会的事件の増加を背景として制定されたもので，食品の安全性の確保について，国民の健康保護が最も重要であるとの基本理念を示すとともに，国民の健康への悪影響を未然に防止するための「食品健康影響評価（リスク評価）」および，それに関係する者相互間の意見・情報の交換（リスクコミュニケーション）を行う方針を定めている．また，これを実施するため「食品安全委員会」の設置ならびにその業務が規定されている．食品安全委員会は内閣府に置かれ，評価の結果を関係各省に通知し，場合によっては内閣総理大臣を通じて関係各大臣に勧告を行うとされている．

8.2.1 目的，基本方針など

「この法律は，科学技術の発展，国際化の進展その他の国民の食生活を取り巻く環境の変化に適確に対応することの緊要性にかんがみ，食品の安全性の確保に関し，基本理念を定め，並びに国，地方公共団体及び食品関連事業者の責務並びに消費者の役割を明らかにするとともに，施策の策定に係る基本的な方針を定めることにより，食品の安全性の確保に関する施策を総合的に推進することを目的とする」(第1条)とあるように，この法律は食品の安全性を確保することを目的とし，そのために，食品の安全性の基本理念を定め，国，地方公共団体の責任，消費者の役割を示し，さらに安全性確保のための方法に関する基本方針を定めるものである．

この法律の食品の定義は「食品衛生法」と同様「この法律において『食品』とは，すべての飲食物（薬事法（昭和35年法律第145号）に規定する医薬品及び医薬部外品を除く．）をいう」(第2条)と規定されている．また，基本理念として「食品の安全性の確保は，このために必要な措置が国民の健康の保護が最も重要であるという基本的認識の下に講じられることにより，行われなければならない」(第3条)とされる．これは食品の安全性において国民の健康の保護が何よりも重要であることを明示したものである．また，生産から販売までの各段階で食品の安全確保が行われなければならないこと（第4条），食品摂取による国民の健康への悪影響が未然に防止されるように行われなければならないこと（第5条）が述べられている．また，食品の安全性の確保に必要な措置は国際的動向や国民の意見に配慮しつつ，科学的知見に基づいて講じられねばならない（第5条）とされる．

8.2.2 責務など

食品関連事業者（肥料，農薬，飼料，農林漁業の生産資材，食品，器具，容器包装，添加物等の生産，販売等の事業者）の責務としては，「その事業活

動を行うに当たって,自らが食品の安全性の確保について第一義的責任を有していることを認識して,食品の安全性を確保するために必要な措置を食品供給行程の各段階において適切に講ずる責務を有する」(第8条)と規定されている.同時に食品関連事業者は「その事業活動に係る食品その他の物に関する正確かつ適切な情報の提供に努めなければならない」(第8条2),「国又は地方公共団体が実施する食品の安全性の確保に関する施策に協力する責務を有する」(第8条3)と定められている.また,消費者についてもその役割が述べられており,「消費者は,食品の安全性の確保に関する知識と理解を深めるとともに,食品の安全性の確保に関する施策について意見を表明するように努めることによって,食品の安全性の確保に積極的な役割を果たすものとする」(第9条)と,消費者の積極的な関与を促している.

8.2.3 食品健康影響評価

「食品の安全性の確保に関する施策の策定に当たっては,人の健康に悪影響を及ぼすおそれがある食品について『食品健康影響評価』が施策ごとに行われなければならない(ただし,当該施策の内容からみて明らかに必要でないとき,悪影響の内容及び程度が明らかなとき,緊急を要する場合で,あらかじめ評価を行ういとまがないときは除く)」(第11条)とされる.さらに,この食品健康影響評価は,「その時点において到達されている水準の科学的知見に基づいて,客観的かつ中立公正に行われなければならない」とされている.

8.2.4 情報および意見の交換の促進

この法律は施策に民意を反映し,公正で透明性の高いものとするため,「食品の安全性の確保に関する施策の策定に当たっては,当該施策の策定に国民の意見を反映し,並びにその過程の公正性及び透明性を確保するため,当該施策に関する情報の提供,当該施策について意見を述

べる機会の付与その他の関係者相互間の情報及び意見の交換の促進を図るために必要な措置が講じられなければならない」(第13条) としている．また，第17条には「食品の安全性の確保に関する国の内外の情報の収集，整理及び活用その他の必要な措置が講じられなければならない」とも規定されている．

8.2.5 表示制度，教育，広報など

食品の安全性の確保に関する施策の策定において，「食品の表示の制度の適切な運用の確保その他食品に関する情報を正確に伝達するために必要な措置が講じられなければならない」(第18条) とし，表示制度の重要性を示している．また，国民が食品の安全性の確保に関する知識と理解を深めるために教育，学習，広報活動が必要であること (第19条) を示している．

8.2.6 食品安全委員会

食品健康影響評価は食品安全委員会が行い，その結果に基づき内閣総理大臣を通じてあるいは直に関係各大臣に勧告あるいは通知することになっている (第22, 23条)．また，この委員会に諮(はか)らなければならないのはどのような場合かが示され，その中には食品の安全上重要な法令の変更や，法令施行上の問題が含まれている．

8.3 食品衛生法

この法令は昭和22年に制定されたものであるが，平成15年に食品安全基本法の制定とともに大きく改正された．その内容は食品の定義からはじまり，食中毒・健康障害の防止，寄生虫感染の防止，食品添加物の適正使用，組換えDNA技術応用食品の安全性の確保，有害・有毒食品の禁止，安全性の確証のない新開発食品の禁止，食品関係の器具や容器

包装，表示，広告，営業ならびにこの法令を施行するために必要な体制などに及ぶ．これらは消費者サイドにおいて常に食品の安全を確保し続けるために基本的に重要な事項を含む法令である．

8.3.1 目的と基本的機能

食品衛生法は日本国憲法第25条に「国はすべての生活部面において，社会福祉，社会保障及び公衆衛生の向上及び増進に努めなければならない」とあり，これを受けて制定されたものである．その目的は同法第1条に次のように示されている．

「この法律は，食品の安全性の確保のために公衆衛生の見地から必要な規制その他の措置を講ずることにより，飲食に起因する衛生上の危害の発生を防止し，もって国民の健康の保護を図ることを目的とする」．

さらにこの法律を実施するため，食品衛生法施行令，食品衛生法施行規則，各種の告示が定められている．また，食品衛生に対する国，地方公共団体，保健所の役割と責務（第2条），および食品等事業者の責務（第3条）が定められている．その中で食品等事業者は，「自らの責任においてそれらの安全性を確保するため，販売食品等の安全性の確保に係る知識及び技術の習得，販売食品等の原材料の安全性の確保，販売食品等の自主検査の実施その他の必要な措置を講ずるよう努めなければならない」とされている．その他，この規定では，食品衛生上の危害の発生の防止に必要な限度において，当該食品等事業者に対して記録の作成・保存，国等への協力を義務づけている．

食品衛生法における食品の定義は食品安全基本法と同様であり「この法律で食品とは，すべての飲食物をいう．ただし，薬事法（昭和35年法律第145号）に規定する医薬品及び医薬部外品は，これを含まない」（第4条）とされている．ここでいう医薬品，医薬部外品は薬事法で定められており，日本薬局方に収められている物などである．

8.3.2 食品および添加物

食品の基本的な扱い方については「販売（不特定又は多数の者に対する販売以外の授与を含む．以下同じ．）の用に供する食品又は添加物の採取，製造，加工，使用，調理，貯蔵，運搬，陳列及び授受は，清潔で衛生的に行われなければならない」（第5条）と規定されており，さらに次の4項目に該当する食品は流通販売を禁止している（第6条）．

①腐敗し，もしくは変敗したものまたは未熟であるもの．ただし，一般に人の健康を損なうおそれがなく飲食に適すると認められているものはこの限りでない．②有害な，もしくは有害な物質が含まれ，もしくは付着し，またはこれらの疑いがあるもの．ただし，人の健康を損なうおそれが無いものとして厚生労働大臣が定める場合においては，この限りでない．③病原微生物により汚染され，またはその疑いがあり，人の健康を損なうおそれがあるもの．④不潔，異物の混入または添加その他の事由により，人の健康を損なうおそれがあるもの．

近年の科学技術の進歩により，食品ではなかったものを新たに食品として製造・販売することがある（新開発食品）が，これらに対しては次のような販売の禁止規定がある．「一般に飲食に供されることがなかった物であって人の健康を損なうおそれがない旨の確証がないもの又はこれを含む物が新たに食品として販売され，又は販売されることとなった場合において，食品衛生上の危害の発生を防止するため必要があると認めるときは，薬事・食品衛生審議会の意見を聴いて，それらの物を食品として販売することを禁止することができる」（第7条）．

また，不衛生な食品等，添加物の使用が不適当な食品，規格基準に合わない食品は販売等を禁止できること（第7,8条），病肉の販売制限（第9条），添加物等の販売等の制限（第10条）が規定されている．これらの食品の是非の判定に当たっては多くの場合，薬事・食品衛生審議会の意見を聴くように定められている．食品の成分に係る規格としては，残留農薬，飼料添加物，動物用医薬品などの混入も考慮されている（第

11条).特にこの場合,法律公布3年後からは食品の成分に係る規格（残留基準）が定められていないものについても,一定量を超えて農薬等が残留する場合は,その食品の流通を禁止する,いわゆるポジティブリスト制となる.また,製造又は加工の方法の基準が定められた食品の場合においては,総合衛生管理製造過程を経て製造し,又は加工することについての承認について定められている（第13条）.

8.3.3 器具および容器包装

器具や容器包装については清潔で衛生的であること,有害・有毒物質などの人の健康を損なう物質を含まないことを要する（第15, 16条）.また,これらについて規格基準が定められている場合には,これに合わないものは製造,販売してはならない（第18条）と規定されている.

8.3.4 表示および広告

販売するための食品や添加物,基準のある器具や容器包装については表示の基準を定めることができることになっており,その基準に合う表示が無い場合は販売などをしてはならないことになっている（第19条）.また,食品,添加物,器具又は容器包装に関しては,「公衆衛生に危害を及ぼすおそれがある虚偽の又は誇大な表示又は広告をしてはならない」（第20条）と規定されている.

8.3.5 食品添加物公定書

食品添加物には,その種類や量および使用法などが不適当である場合に人の健康を損なう可能性がある.そのためこの法律では「厚生労働大臣は,食品添加物公定書を作成し,第11条第1項の規定により基準又は規格が定められた添加物及び第19条第1項の規定により基準が定められた添加物につき当該基準及び規格を収載するものとする」（第21条）」と定められている.

8.3.6　監視指導指針および計画

　第2条には食品衛生のための国や地方公共団体の責務が定められており，この責務を果たすため「厚生労働大臣は，国及び都道府県等が行う食品衛生に関する監視又は指導（以下「監視指導」という．）の実施に関する指針（以下「指針」という．）を定めるものとする」（第22条）と書かれている．都道府県等はこの方針に基づき食品衛生監視指導計画を定めて実施する．

8.3.7　検　　　査

　「規格が定められた食品，添加物，器具，あるいは容器包装であって政令で定めるものは，厚生労働大臣若しくは都道府県知事又は登録検査機関の行う検査を受け，合格したものとして定める表示が付されたものでなければ，販売等をしてはならない」（第25条）ことになっている．登録検査機関とは，検査機関として登録申請し，厚生労働大臣が法で定める一定の条件を満たしていると認めた場合に登録される機関であり，施設・設備，精度管理，信頼性を確保できる体制を備えた検査機関である（第33条）．登録検査機関は厚生労働省令で定める技術上の基準に適合する方法により製品検査を行うことになっている（第35条）．

　「国及び都道府県は，製品検査あるいは収去した食品，添加物，器具又は容器包装の試験に必要な検査施設を設けなければならない」（第29条）ことになっている．厚生労働大臣あるいは都道府県知事等は食品衛生監視員に食品衛生監視指導計画に従い監視指導をさせる（第30条）．食品衛生法に基づく食品の安全性を監視するための機関として検疫所と都道府県等の保健所がある．これらの機関の職員として監視の業務を遂行する者が食品衛生監視員である．食品衛生監視員は食品取扱い関連施設への立入り，調査，収去（検査等のため食品サンプルを無償で採取すること）の権限を与えられている．検疫所の職員の場合は輸入食品を保管している倉庫への立入検査，保健所の職員は国内の飲食店，食品製造施設

への立入検査などを行う．

8.3.8 営　　業

「乳製品，添加物その他製造又は加工の過程において特に衛生上の考慮を必要とする食品や政令で定めた添加物の製造あるいは加工を行う営業者は，衛生的に管理させるため，その施設ごとに，専任の食品衛生管理者を置くか，または営業者自らが食品衛生管理者となって管理しなければならない」(第48条) ことが定められている．

8.4　食品衛生に関する基礎的事項など

食品の安全性を保ち，食品衛生法を遵守するためには，寄生虫，微生物による食中毒，自然毒による食中毒，化学性食中毒，食品添加物，組換えDNA技術応用食品などについての基礎知識が必要になる（図8.2）．また，国民の健康に役に立つ食品を提供しようとする場合は，特別用途食品や保健機能食品の制度（健康増進法施行規則など）などを活用することにより，それらの表示を付した食品を市場に出すことができる．

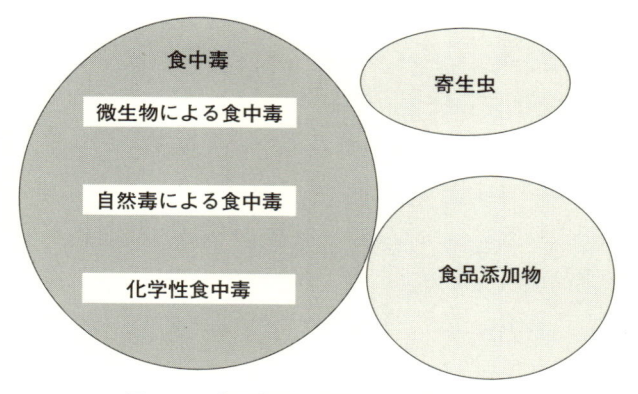

図8.2　食品衛生に関する基礎的要素

8.5 ま と め

　食品安全性を監視する認証員は，国民の健康の保護，悪影響の未然の防止のために最新の科学的知見をもとに食品の安全性を客観的に評価しなければならない．その評価対象は，採取，製造，加工，使用，調理，貯蔵，運搬，陳列および授受の各段階，器具や容器包装に及ぶ．その客観的評価のためには，それらが法令に定められた規格規準などに適合しているか，また対象食品に関する検査データなどが正しい方法，適切な検査施設で測定されているかなどを適確に把握することが求められる．そのような把握のためには当然当該食品等事業者が適正な記録を作成・保存しているかも評価対象となるであろう．残留農薬や食品添加物，混入物などの成分は比較的把握が容易であるが，微生物，寄生虫などが関与する場合は環境の変化により激しく変動し，菌が死滅していても細菌毒素，カビ毒（マイコトキシン）などが残っていることがある．また，耐熱性胞子により加熱処理後に繁殖したり，冷蔵下でも増殖して中毒を起こすものがある．このため，細菌などによる食中毒については，十分な基礎知識を習得しておく必要がある．最後に，認証員は食品安全性に関する科学的進歩に遅れないように，常に最新の情報の収集に心がけ学習することが求められる．

参 考 文 献

1) 細貝祐太郎他：食品安全性セミナー（1）食中毒，中央法規出版（2001）
2) 市川富夫編：食品衛生学―食べ物と健康（5），新食品・栄養科学シリーズ，化学同人（2003）
3) 食品衛生研究会編：食品衛生法等平成15年改正の解説，中央法規出版（2004）
4) 食品安全法令研究会編：概説 食品安全基本法，ぎょうせい（2004）
5) 粟飯原景昭，矢野圭司翻訳監修：バイオテクノロジーと食品―バイオ食品の安全性確保に向けて　建帛社（1991）

〈真田宏夫〉

9. 食品生産現場での衛生管理・HACCP

9.1 なぜ HACCP か

　食品製造業者は，食品衛生や安全性に気を付けて製造しているにもかかわらず，食中毒や異物混入などの事故が起きている．また，食品が国際的に流通するようになって，今まで一般的でなかった細菌やウイルスによる食中毒が問題になってきている．製造物責任法（PL法）が1995年7月に施行され，今まで以上に製造者の責任が問われるようになった．事故による損失は大きく，企業は回収などにより経済的損失を負うだけでなく，企業の社会的信用を失い，倒産に至ることもある．したがって，従来にも増して信頼性の高い，科学的な衛生管理方法が求められている．科学的な衛生管理方法として，HACCPとよばれるシステムの導入が推奨されている．

　HACCPとは Hazard Analysis and Critical Control Point の略であり，「危害分析重要管理点」と訳されている．HACCPシステムは，従来行われていた，最終製品の抜取り検査による安全性の確認に代わり，製造工程における危害を分析し，危害を生じる工程を重点的に管理して安全性を確保する，いわゆる工程全体を管理する方法である．この方法の基本的な考え方は，1960年代に米国NASAのアポロ計画において，宇宙食製造における安全性を確保する目的で開発された品質管理プログラムである．この方法は1973年にFDA（米国食品医薬品局）により，低酸性缶詰の適正製造規範（GMP：Good Manufacuturing Practices）に取り入れられた．1993年にはコーデックス委員会（FAO/WHO合同食品規格委員

会)でガイドラインが制定された．現在では米国，EU をはじめとして各国で HACCP システム導入の推進が図られている．

日本では，1996年に食品衛生法が改正され「総合衛生管理製造過程 (HACCP)」が導入された．現在，乳および乳製品，食肉製造，水産練り製品，容器包装詰加圧加熱殺菌食品の製造において導入されている．本章では「総合衛生管理製造過程」の中心をなす HACCP システムについて，その特徴と導入方法について概説する．

9.2 HACCP システムの特徴

HACCP 以前の品質管理システムでは，衛生的な製造環境で製造して，最終製品からランダムに抜取り検査を行い，検査に合格するとその製造ロットを出荷するという方法をとっていた．この方法では，抽出されたサンプル以外の製品についても安全であるという確証は得られない．製品の安全性を向上させるためには，衛生管理を徹底させることと，抜取り検査のサンプル数を多くしなければならないが，これにも限界がある．

これに対して，HACCP システムでは，衛生管理方法を見直して，製造工程で起きる可能性のある危害を抽出・分析し，危害の発生を防止するために特に管理を行う必要性のある工程（重要管理点）を決める．次に，危害を発現させないために守らなければならない基準（管理基準）を設定する．さらに，重要管理点で設定した管理基準を守って製造する．重要管理点を頻繁にモニタリングして，管理基準を遵守して製造していることが確認できれば，理論的には全製品が安全に作られていることになる．この方法では，製造工程における衛生管理がリアルタイムに確認できる．そのために，HACCP システムは工程全体を管理する方法とよばれている．さらに，管理基準から外れたときに行う改善措置をあらかじめ決めておき，実施記録と HACCP プランを記録として保管す

ることにより，HACCPシステムにのっとって安全に製造していることを第三者に示すことができる．

このように，HACCPシステムでは，①危害分析，②重要管理点の設定，③管理基準の設定，④モニタリング方法の設定，⑤改善措置の設定，⑥検証方法の設定，⑦実施記録と文書の保存，を7原則といい，これらを含む必要がある．

HACCPシステムはすぐれた衛生管理システムであるが，製造工程が衛生的に保たれて始めて機能する．今まで行われていた衛生管理は，PP（Prerequisite Programs）または一般的衛生管理プログラム（一般的衛生基準ともいう）に再編されて，HACCPシステムを導入するための前提として重要な役割を担っている．一般的衛生管理プログラムは施設・設備の基準を定めたGMPと運用面の手順書である衛生標準作業手順（SSOP : Sanitation Standard Operation Procedures）に分けられる．GMPには施設・設備の基準（ハード対策）と，それらの保守管理に関する基準（ソフト対策）があり，これらを土台にしてHACCPシステムが成り立っている（図9.1）．

9.3 HACCPシステムを導入するメリット

HACCPシステムは科学的な衛生管理システムであるが，これを導入することにより以下のようなメリットが考えられる．

(1) 食品製造における安全性が向上する．HACCPシステムは製造工程でリアルタイムに衛生管理が行えるので，製品はすべて良品と考えることができ，即出荷可能である．
(2) 製造物責任を達成するための有効な手段になる．
(3) 食中毒予防のための有効な手段になる．
(4) HACCPシステムは国際的に評価を受けたシステムなので，この方法で製造された製品は取引先や消費者へ安心感を与えること

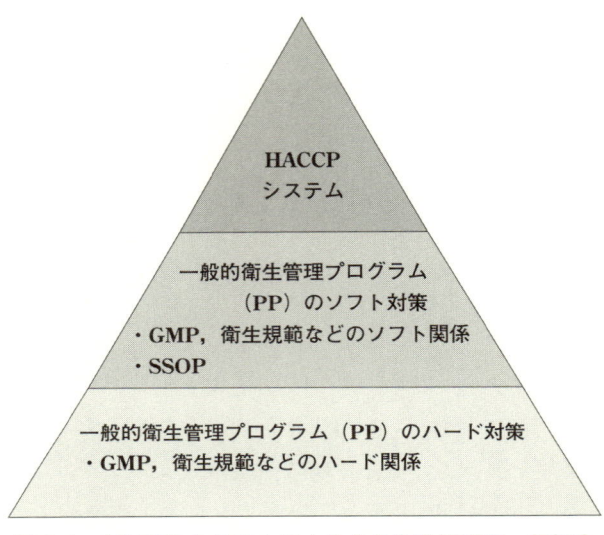

図9.1 HACCPシステムによる食品衛生管理の一般概念

(ピラミッド図の内容:
- 頂点: HACCPシステム
- 中段: 一般的衛生管理プログラム（PP）のソフト対策
  ・GMP，衛生規範などのソフト関係
  ・SSOP
- 底段: 一般的衛生管理プログラム（PP）のハード対策
  ・GMP，衛生規範などのハード関係)

ができる．

(5) 国際貿易の対象となる食品の信用を維持することができる．HACCPシステム導入を義務化している国に対して輸出できるとともに，外国から輸入する場合にHACCPシステムで製造された食品であれば安全性確認にかかるコストを下げることが期待できる．

9.4 HACCPシステムの導入方法

　HACCPシステムを用いて衛生管理を行うためにはHACCPプラン（計画書）を作成する必要がある．この役割を担うのがHACCPチームである．HACCPチームは，製品の特徴や製造工程に関する資料を作成し，製造工程における危害を分析して7原則を含むHACCPプランを作成する．HACCPプランを作成するための手順は，以下に述べる12手順としてまとめられている[1,2]．

9.4 HACCPシステムの導入方法

手順1：HACCPチームを編成する

　HACCPプランの導入を成功させるためには，企業内の全従業員がHACCPシステムに対して十分理解することが重要である．経営トップがHACCPシステムを導入することを決定して全従業員に意思表示する必要がある．

　HACCPプランを実行するHACCPチームは，社長や工場長など経営に権限を持っている者，製造部門の責任者，製造機器類の保守管理部門の責任者および品質管理部門の責任者を中心にして編成する．必要に応じて外部の専門家などを加えることも効果的である．

　HACCPチームの役割は，①標準作業手順書（SOP）の作成，②一般的衛生管理プログラムの作成，③HACCPプランの作成，④従業員教育，⑤HACCPプランが適切に行われているかの検証の実施，⑥外部査察への対応，⑦HACCPプランおよび一般的衛生管理プログラムに関するすべての記録の保管，⑧HACCPプランの修正，などである．

手順2：製品の特徴を確認する

　HACCPプランの対象とする製品を選ぶ．原則として，1製品毎にシステムの導入を行う．製品の特徴を表す原材料リストと製品説明書を作成する．

- 原材料リストには，使用する原材料や添加物などについて，名称，入手先，産地，流通経路，製造者，製造方法，製造時期，契約時の規格などについて確認し記載する．
- 製品説明書には，製品の名称および種類，製品の規格，原材料の名称およびその配合割合，添加物の名称および使用量，包装の形態および材質，製品の性状および特性，品質保持期限および保存方法，利用方法，対象消費者などを記載する．

手順3：製品の使用方法と対象消費者を確認する

　対象とする製品の流通ルートや使用方法を調べる．特に，どのような消費者により使用されるか確認しておく必要がある．

手順4：製造工程一覧図（フローダイヤグラム），標準作業手順書および施設の図面の作成

　HACCPプランを作成するために，原材料の受入れから最終製品の出荷までの工程を示した製造工程一覧図，作業の手順を示した標準作業手順書および施設の図面を作成する必要がある．

- 　製造工程一覧図および標準作業手順書には，原材料の受入れから製品の出荷までの製造工程をステップごとに記載するほか，製造に用いる機械器具の性能に関する事項，製造工程ごとの作業内容，作業時間および作業担当者，機械器具の仕様を記載することが必要である．
- 　施設の図面には，施設設備の構造，機械器具の配置（給水・給湯設備，ベルトコンベア，手洗い設備，便所，更衣室，検査室など）を記載する．さらに作業場内の汚染・非汚染区（清浄区・準清浄区）の区域区分など清浄度に応じた区分や，それらの区域における空気の流れを記入する．その図面に，原材料や製品などの移動の経路，従業員の配置および動線を書き込む．従業員の動線では，更衣室，便所，食堂などへの出入りを含む．

手順5：製造工程一覧図の現場での確認

　手順4で作成した，製造工程一覧図，施設の図面などが実際の現場と一致しているか確認する．

手順6：危害分析を行う（原則1）

　危害分析は，HACCPプラン作成の基本作業である．危害分析を行うためには，原材料および製造工程において発生するおそれのある全ての食品衛生上の危害について，それらの原因となる物質，発生要因および防止措置を明らかにした危害リストを作成して，危害分析を行う．

　危害とは，生物学的危害（病原細菌，ウイルス，原生動物，寄生虫などの感染またはそれらが体内で作る毒素による被害など），化学的危害（毒キノコや貝毒など天然毒，食品添加物の不正使用，農薬，洗浄剤など），物理的危害

(金属，ガラスなどの異物など) に分けられる．

- 危害の抽出とは手順4で作成した製造工程一覧図をもとに，原材料および製造工程において，どのような危害が発生する可能性があるか選び出し，リストを作成することである．
- 危害の発生要因を特定し，特定した危害がどのような原因により起きるかを危害リストに記載する．さらに危害の重篤性(じゅうとくせい)および発生頻度を考慮して危害評価を行う．食品衛生に関する科学的知見や食品事故発生例のデータなどをもとに危害評価を行うと良い．
- 危害の発生要因と発生を防止する措置を明示する．発生防止措置には，食品を製造する工程そのものの衛生管理と，施設・設備や機械器具の洗浄，保守点検などの一般的衛生管理プログラムによる措置がある．

手順7：重要管理点（CCP）の設定（原則2）

食中毒などの危害の発生を防止する上で，特に重点的に管理することにより危害の発生を防止できる工程を重要管理点と定める．

HACCPシステムによる衛生管理では，重要管理点を常時管理することが特徴なので，管理を分散化させないために，重要管理点を必要最小限に設定することが重要である．そのために，一般的衛生管理プログラムで対応できるものは，重要管理点から除く．

重要管理点の決定には，一般的に，デシジョンツリー（重要管理点設定のための判断図，図9.2）が使われる．重要管理点の例として，加熱殺菌の工程，金属検知機による検査工程，病原菌の増殖を防ぐ温度管理（低温）やpH調整剤の添加の工程などがあげられる．

手順8：管理基準（CL）を設定する（原則3）

管理基準（CL : Critical Limit）とは重要管理点において遵守すべき基準（範囲）をいう．

HACCPシステムによる管理では，管理基準からの逸脱が即座に判断できる必要がある．したがって，管理基準には温度，時間，pH，水分

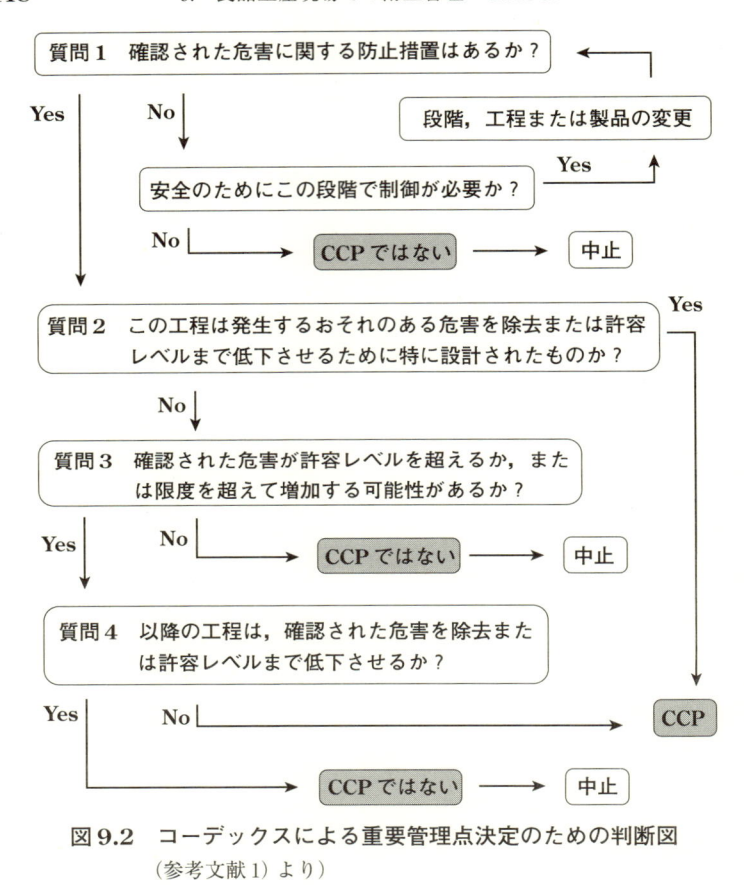

9. 食品生産現場での衛生管理・HACCP

```
質問1  確認された危害に関する防止措置はあるか？
  Yes ↓         No ↓
              段階，工程または製品の変更
              ↑ Yes
  安全のためにこの段階で制御が必要か？
  No ↓
  CCPではない → 中止

質問2  この工程は発生するおそれのある危害を除去または許容
       レベルまで低下させるために特に設計されたものか？
                                              Yes →
  No ↓

質問3  確認された危害が許容レベルを超えるか，また
       は限度を超えて増加する可能性があるか？
  Yes ↓   No → CCPではない → 中止

質問4  以降の工程は，確認された危害を除去また
       は許容レベルまで低下させるか？
  Yes ↓   No → CCP
  CCPではない → 中止
```

図9.2 コーデックスによる重要管理点決定のための判断図
（参考文献1）より）

活性などの理化学的検査値や色調，光沢などの官能的指標が使われる．これらの項目は，連続的または頻繁に測定できて，管理基準から逸脱したことが即座に分かるものでなければならない．細菌検査などの時間がかかるものは適さない．これらの管理基準（例えば，殺菌温度や時間）を設定するときに，危害を与える可能性のある微生物が，これらの条件で死滅するか，危害がなくなることが，あらかじめ科学的に立証されている必要がある．

手順9：モニタリング方法を設定する（原則4）

重要管理点が，管理基準の範囲内に保たれているか，測定して記録することをモニタリングという．モニタリングの目的は，重要管理点において，危害の発生を防止するための措置が，確実に実行されていることを確認することにある．

自動測定装置など，連続的に計測できる機器の使用が推奨されている．測定頻度やばらつきに注意して，基準から逸脱の無いようにチェックする必要がある．測定は，製造現場の担当者など特定の者が行うが，HACCPシステムについて十分知識があり，管理基準から逸脱した場合に，すぐに改善措置をとれることが必要である．また，その実施状況を正しく記録しておく必要がある．

手順10：改善措置を設定する（原則5）

HACCPシステムでは，あらかじめ，重要管理点の管理基準から逸脱したときにとるべき改善措置を設定しておく必要がある．そのために，①改善措置を実施する者，②迅速かつ的確に管理下に戻す具体的な方法，③管理基準を逸脱したときに製造した製品のロット番号を特定し，その製品を処理する方法を決定しておく必要がある．また，その発生場所，発生原因，措置の内容などの実施状況を正しく記録しなければならない．

手順11：検証方法を設定する（原則6）

検証とは，第三者が，HACCPシステムが製造工程で適切に行われているか確認することである．一般的には，HACCPチームが行う．検証により，モニタリング，記録などが適切に行われており，HACCPシステムが正しく機能していることを確認する．検証は定期的に行い，HACCPシステムが有効に機能していない場合には，プランの見直しが必要になる．

手順12：実施記録・文書の保存（原則7）

HACCPプラン実施の記録を正確に作成し，それを保存することにより，HACCPシステムが適切に実施されている証拠になる．保存すべき

記録として，HACCP プラン作成に関する文書と HACCP プラン実施に関する記録がある．

記録は定められた様式で，ボールペンなど改竄(かいざん)しにくい方法で記入する．また，訂正する場合には2本線で消して訂正し，訂正者名，年月日を必ず記載する．記録は当該事実発生直後に記載し，記憶による記載は認められていない．また，記録類の保存期間を決めておく必要がある．

● HACCP プラン作成に関する文書

① HACCP チームの構成と役割分担，②製品の記述，原材料リスト，製品説明書，製造工程一覧図，標準作業手順書，施設図面など，③危害分析の過程，重要管理点，管理基準決定時の討議内容，証拠となる資料，重要管理点における措置に関する資料，④一般的衛生管理プログラム，⑤改善措置の具体的内容，⑥重要管理点ごとにその措置の具体的内容を記載した HACCP プラン．

● HACCP プラン実施に関する記録

①モニタリング結果の記録，②改善措置の実施結果の記録，③一般的衛生管理プログラムの実施結果の記録，④検証の実施結果の記録．

9.5 一般的衛生管理プログラム（PP）の重要性

HACCP システムを行う上で，製造の基盤となる施設・設備と機器類の保守管理，従業者の衛生管理対策などを含む一般的衛生管理プログラムを，事前に整備しておくことが重要である．一般的衛生管理プログラムが未整備の製造ラインでは，重要管理点として管理しなければいけない工程が増える．一般的衛生管理プログラムの整備により，重要管理点を減少させることができる．

一般的衛生管理プログラムは，施設・設備の構造とその保守管理の基準を定めた GMP と，その運用面の手順書である SSOP からなる．

施設・設備の構造に関する基準の概要は衛生規範の中で

9.5 一般的衛生管理プログラム（PP）の重要性

① 施設の位置および周辺環境・立地条件（敷地計画）および施設の周辺の衛生的な要件．
② 施設・設備の鼠族（ネズミなど），昆虫などの侵入防止措置，施設・設備の防鼠・防虫，防塵・防黴（防カビ）構造等．
③ 施設・設備の衛生的構造，衛生的な製造加工工程，衛生的な作業区分や衛生的作業動線の設計，適切な床面積，床，内壁・天井，出入口・窓・排水溝等のサニタリーデザイン，換気設備，給水・給湯設備，手洗い設備，食品添加物・サニテーション資材・器具・用具の保管庫，試験検査室，更衣室，休憩室，便所，廃棄物集積場等の設置の必要性と各々のサニタリーデザイン等．

と述べられており，これらの基準に沿うことが望ましい．

GMPのソフト面対策である保守管理の基準として，表9.1に示すような一般的衛生管理プログラムの要件が定められている[4,5]．

GMPは「どこで，何を，どの水準で」行うかを示しており，行うべき事項と基準は定めているが，作業の具体的内容にまでは及んでいない．SSOPは，GMPに定められている管理事項に「いつ，誰が，どのように」を加えて，具体的な作業手順書として文書化したマニュアルである．例えば，機器洗浄に関してGMPでは「機器類を洗浄殺菌して清

表9.1 一般的衛生管理プログラムの要件（PP）

① 施設設備の衛生管理
② 従業者の衛生教育
③ 施設設備，機械器具の保守点検
④ 鼠族昆虫の防除
⑤ 使用水の衛生管理
⑥ 排水および廃棄物の衛生管理
⑦ 従業者の衛生管理
⑧ 食品等の衛生的な取扱い
⑨ 製品の回収方法
⑩ 製品等の試験検査に用いる機械器具の保守点検

平成8年9月30日付　厚生省衛乳第223号．

潔に使用する」など，行うべき事項と基準は定めているが，作業の具体的内容にまでは及んでいない．SSOPには，①使用する洗剤の種類（濃度，温度を含む），②作業方法，③作業時間，④作業頻度，⑤作業の管理または点検項目，⑥異常時の措置，⑦作業担当者，⑧点検結果および修正内容の記録システム，⑨一般的衛生管理上の欠陥を修正することを保証するシステム，など具体的内容まで記載されていなければならない．SSOPは箇条書きの文書で，図や写真なども使用して直感的にわかりやすく作成することが望ましいとされている．

　一般的衛生管理プログラムは，対象とする食品により異なるが，それを決める際には，コーデックス委員会より示された「食品衛生の一般的原則」，またはそれをもとにした，「食品等事業者が実施すべき管理運営基準に関する指針（ガイドライン）」，各都道府県による施設基準および管理運営基準などが参考になる．ここでは，一般的衛生管理プログラムで求められている主要な事項に関して以下に列挙する[1-3]．個別食品に関しては，各々の食品の衛生規範を参照して頂きたい．

施設設備の衛生管理については，
- 　食品工場の施設は鼠族，昆虫などの群生のおそれがなく，また食品を汚染する脅威のない衛生的な地域に建てること．
- 　①施設は十分の広さがあり，原材料，製造中の食品，製品との交差汚染が起きないように設備の配置や食品および人の流れなどに注意すること．②施設内の作業室では汚染作業区と非汚染作業区（準清潔，清潔作業区）の区別をして，隔壁で仕切ること．③換気，空調を行うときは清浄区域に汚染区域からの汚染が広がらない構造にすること．
- 　①施設の床，壁，天井は清掃・洗浄を行いやすい材質および構造にすること．②排水溝は排水が良く行われるような材質および構造にすること．③パイプや天井からの結露の落下に注意すること．④

開放できる窓や出入り口には，塵埃，鼠族や昆虫の侵入防止措置を行うこと．⑤照明設備は定期的に照度点検を行うこと．⑥便所は清潔に保つこと．
- 施設の周囲，施設設備は定期的に清掃し清潔に保つこと．

また，**従業者の衛生教育**については，
- 営業者は，食品を衛生的に取り扱う各種手順書を作成し，従業員に食品の衛生的取扱いに関する教育訓練を行うこと．
- 営業者は従業員の教育訓練履歴を記録して保管すること．

施設設備，機械器具の保守点検については，
- 機械器具類は，適正な頻度で点検・修理して，良好に維持すること．分解洗浄しやすい機器の使用が望ましい．
- 滅菌，殺菌，除菌などに用いる計器類は定期的に点検して，その結果を記録すること．
- 食品に直接触れる機器類の表面は作業の開始時，作業中，作業の終了時など，適宜洗浄・消毒を行い適切に管理すること．
- 洗浄剤や消毒剤などの化学物質については使用保管など取扱いに十分注意すること．

鼠族昆虫の防除については，
- 防鼠，防虫設備の破損，鼠族，昆虫などの発生の有無について，定期的に点検し，問題があるときは必要な措置を講ずること．
- 鼠族，昆虫などの駆除作業を定期的に行い実施記録を保管すること．殺鼠剤または殺虫剤が食品を汚染しないように取扱いに注意すること．
- 汚染防止のため原材料，製品，包装資材などは容器に入れ，床または壁から離して保管すること．

使用水の衛生管理については，
- 食品取扱い施設では飲用適の水を使用すること．
- 貯水槽や浄水装置は，定期的に点検や清掃をして，正常に維持す

ること．

排水および廃棄物の衛生管理については，
- 廃棄物の保管およびその廃棄の方法について手順書を作ること．
- 廃棄物は専用の蓋(ふた)付きの容器に収納し，可能な限り速やかに製造工場から搬出すること．
- 製造場から搬出された廃棄物は，周囲に悪影響を及ぼさないよう適切に保管すること．
- 排水について定期的に処理水の検査を行うなど，適切な浄化能力の維持管理を行うこと．

従業者の衛生管理については，
- 営業者は，管理計画書を作成し，実施するとともに，実施状況を記録すること．
- 従業者に対し，年1回以上健康診断を受けさせるとともに，常に従業者の健康管理に留意し，異常が認められた場合は，食品の取扱い作業に従事させないようにすること．
- 従業者は清潔で専用の作業着，帽子，マスク，履物などを着用すること．
- 従業者は頻繁に手洗いし，常に手指を清潔に保つこと．
- 製造場内での飲食，喫煙を行わせないこと．また，食品取扱い中は，たんやつばを吐くなど不衛生な行為を行わないようにすること．

食品等の衛生的な取扱いについては，
- 原材料の購入にあたっては，その生産，流通過程を把握するとともに，納入業者において衛生管理が十分行われていることを文書などで確認すること．また，不合格品に対する措置を決めておくこと．
- ①原材料または中間製品を保管する場合は，当該食品に適した方法で衛生的に保管すること．②冷蔵庫内では交差汚染が生じないよ

うに区画して保存すること．③原材料は先入れ・先出しを原則として適切な保存期間を設定すること．
- 製造中の食品や食品に直接接触する製造機器類は，従業者の接触による汚染，異物の混入，機械油などによる汚染，結露，ドリップ，床面からの水の跳ね返りなどによる汚染を防止するために必要な措置を講じること．
- 添加物を使用する場合は，正確に秤量し適正に使用する．
- 食品衛生に影響があると考えられる次の工程の管理に，十分配慮すること．①冷却，②加熱，③乾燥，④添加物の使用，⑤真空調理またはガス置換包装，⑥放射線照射．
- 食品間の交差汚染を防止するため，未加工の原材料とそのまま摂取される食品は空間的または時間的に区分して取り扱うこと．また，使用した設備・機械器具などは洗浄および消毒を行うこと．
- 食品の製造に当たっては，原材料，製品および容器包装をロットごとに管理し，記録すること．
- 原材料および製品について自主検査を行い，規格基準等への適合性を確認し，その結果を記録するように努めること．
- 製品は，衛生的に保管し，冷蔵する製品は，製造後できる限り速やかに適切な温度以下の保管場所に移して保管すること．

製品の回収方法については，
- 営業者は，食品衛生上の問題が発生した場合，市場から目的とするロットの製品を回収するための責任体制，回収方法等を記載した回収プログラムを作成し，迅速に実施できるように従事者を訓練すること．

製品等の試験検査に用いる機械機具の保守点検については，
- 営業者は，製品等の試験検査設備の保守点検を担当する責任者を選任し，適切に管理させること．
- 営業者は，製品等の試験検査を担当する責任者を選任し，試験成

續の信頼性保証のために必要な精度管理を実施させること.

HACCPシステムは科学的な衛生管理システムであり,食品の製造過程のみならず,農産物生産をはじめ流通や消費の過程など,広く食品を扱う場合に導入されるべきであると考えられる.本章では,食品製造におけるHACCPシステムの重要性を概説したが,具体的な導入方法としては不十分である.下記に示した参考文献,厚生労働省や都道府県,各種団体の出している導入マニュアルや衛生規範などを利用して,さらに理解を深めてほしい.

参 考 文 献

1) 厚生省生活衛生局乳肉衛生課監修,動物性食品のHACCP研究班編集:HACCP:衛生管理計画の作成と実践,総論編,中央法規出版(1997).
2) HACCPシステム実施のための資料集,日本食品衛生協会(2004).
3) 新宮和裕:HACCP実践のポイント,日本規格協会(1999)
4) 上田 修:HACCPシステムの基盤対策としての一般的衛生管理事項(PP)について,**41**(8),18-29(1998)
5) 種田耕藏:HACCP導入のためのトータルエンジニアリング,食品工業,**42**(10),18-31(1999)

〈佐藤隆英〉

10. トレーサビリティ

10.1 トレーサビリティ（traceability）とは

10.1.1 トレーサビリティの定義と概念

　2003年3月に公刊された『食品トレーサビリティシステム導入の手引き（食品トレーサビリティガイドライン及びトレーサビリティシステム実証事例）』（以下「ガイドライン」とする）では，食品トレーサビリティは「生産，処理・加工，流通・販売のフードチェーンの各段階で食品とその情報を追跡し，遡及できること」と定義されている（注1）．追跡・訴求とあるようにトレーサビリティには二つの流れがある．消費者側から生産者側への流れを遡及，トレーシング（tracing），トレースバック（trace back）と呼び，生産者側から消費者側への流れを追跡，トラッキング（tracking），トレースフォワード（trace forward）と呼ぶ．両方向へ遡及・追跡できる能力をトレーサビリティと呼ぶのである（図10.1）．当初はトレーシング・アンド・トラッキングのように向きの異なる動きを別の言葉で表現していたが，トレーサビリティ概念の普及とともに，紛らわしい言い方が主流になっていった．トレースバックとトレースフォワードは特にその方向を間違いやすいので注意を要する．

　トレーサビリティは国際的にも関心を集めており，国際標準化機構（ISO：International Standard Organization）による食品安全のための要件を定めたISO 22000（Food Safety Management Systems―Requirements throughout the Food Chain―）の中でもトレーサビリティの概念が取り入れられている．さらに国連食糧農業機関／世界保健機関（FAO/WHO）

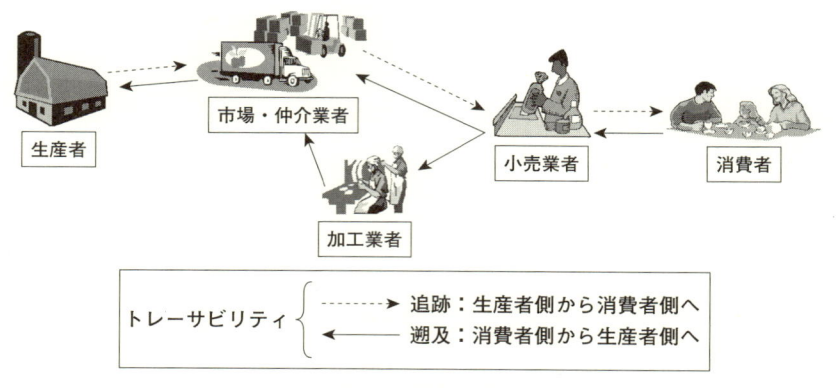

図 10.1　追跡と遡及

トレーサビリティ
- 追跡：生産者側から消費者側へ
- 遡及：消費者側から生産者側へ

の国際食品規格委員会（Codex）でもトレーサビリティについて検討中である．いずれも国ごとに独自のトレーサビリティシステムが開発されることによる混乱を回避するためには国際標準が必要である，という考えに立っての動きである．

10.1.2　EU とアメリカのトレーサビリティのとらえ方

EU「一般食品法」（注2）では，第3条「他の定義」第15項において「トレーサビリティは，食品，飼料，食品を生産する動物，それらに含まれること，もしくは食品，飼料に混合されることが予想される物質を，生産・加工・流通の全ての段階で，遡及し追跡（follow）する能力」と定義されている．EU では 2005 年から一般食品法が施行され，全ての食品に対してトレーサビリティの確保が義務づけられた．もちろん日本で現在開発導入が進められているようなシステムとは違い，食品衛生法で規定されている，企業の努力義務としての帳簿類管理レベルの規制のようであるが，全ての食品を対象とするというあたりに EU の食品安全性の確保に対する意気込みが感じられる（注3）．

アメリカでは農務省など，行政側による公式な定義は見あたらない．本来，行政が主導すべき問題としては考えられていないのである．この

点，ヨーロッパ・日本とはトレーサビリティに対するとらえ方に若干の相違が存在すると思われる．農務省経済研究局（ERS：Economic Research Service）のトレーサビリティチームによる論文では，冒頭で「トレーサビリティシステムは生産過程あるいは供給チェーンを通して製品や製品の特質の流れを追跡（track）するようにデザインされた記録管理（recordkeeping）のシステムである」と定義している．彼らは，さらに，(1) トレーサビリティはそれぞれの対象によって特殊な概念であり，(2) 民間部門では遡及を受け入れるのに十分な能力を既に開発しているが，(3) 産業や製品の特質によってトレーサビリティシステムは少しずつ異なるものになっている，と記している（注4）．アメリカにおいては改めてトレーサビリティを論議しなくても現行制度で必要最低限のトレーサビリティ，記録管理の体制は確保されており，多額の費用をかけてまで開発・導入する必要があるとは考えられていないといえる．この辺りが牛肉輸入解禁をめぐる日米の姿勢の差にもなっているのであり，解決を難しいものにしている．しかし，最近はアメリカ国内でも牛個体識別システムやトレーサビリティの必要性を唱える声も出てきている（注5）．

10.2 トレーサビリティの目的

10.2.1 トレーサビリティシステム導入の効果

ガイドラインではトレーサビリティシステム導入の目的として，
① 情報の信頼性の向上
② 食品安全性向上への寄与
③ 業務の効率性の向上への寄与

の3点が挙げられている．これらの目的はどれか一つのみを目的とするというわけではなく，ウェイトの置き方は違っても同時に追求されるのが普通である（注6）．

情報の信頼性の向上というのは，食品がどのように流通してきたのかを明らかにすることによって経路を透明にし，さらに消費者・行政機関などへの積極的な情報提供を可能にし，表示の立証性を助け，取引の公正化に寄与することである．表示の立証性に関しては，トレーサビリティは商品の信用特性（credence attributes）を保証するためには不可欠のシステムであるといえる．商品には探索財，経験財，信用財の3種類ある．探索財というのは購入・消費する前に品質などを確認できる商品であり，経験財というのは消費してみなければ品質を判断できない商品，信用財あるいは信頼財というのは消費した後でも品質や属性の確認が困難な財である．トレーサビリティは信用財的特性，信用特性を情報によって裏付けることで，表示の立証性を確保するのに役立つと考えられている．信用特性の代表は産地など出自に関わるものである．産地は表示されただけでは判断できないばかりではなく，通常消費した後，食べた後でも分からない場合が多い．産地については販売者側の主張を信じるしかないというのが現状である．トレーサビリティは産地からの流通履歴を明らかにすることによって産地という信用特性を確認するために役立つ．GMO（遺伝子組換え食品）に関する表示についても同様のことが言える．GMOダイズを含んでいるかどうかは豆腐を食べても分からない．トレーサビリティは信用財的な商品固有の特性を裏付けるために不可欠な手段である．これによってはじめて信用特性を消費者に訴求すること，信用特性に対する正当な代価を得ることも可能になる．結果的に取引の公正化にも役立つことが期待できるのである．

食品安全性向上への寄与については，トレーサビリティを導入することによって，「事故が生じた場合に，その原因をプロセスを遡って迅速かつ容易に探索できるようにする」，また「事故が生じた製品に的を絞り，製品の行き先を追跡することにより，正確で迅速な回収・撤去を行うことができる」ということを指している．さらに事故に関わるデータの収集・蓄積を容易にし，リスク管理手法の発展を助けること，事故の

原因を究明することによって事業者の責任を明らかにすることができるとされている（注7）．

業務の効率性の向上への寄与については，トレーサビリティを導入することで在庫管理などの製品管理や品質管理の効率を結果的に向上させることができ，費用の節減や品質の向上が期待できるとされている．しかし，これらの効果はトレーサビリティの直接的な効果ではなく，あくまでも付随的に期待される間接的効果とでもいうべきものである．

10.2.2 トレーサビリティシステム導入における留意点

またガイドラインでは，トレーサビリティの導入に際して以下のような問題が生じる可能性があるので留意する必要があるとされている．一つは，製品や業務，それぞれの産業固有の性質によって技術的な適用可能性が異なること，二つ目は目的によってはかなりの費用を必要とするので，目的と効果を考えてシステム構築をすること，三つ目はトレーサビリティシステムそのものは安全管理や衛生管理そのものを目的としたものではないことである．

製品や産業によって適用可能性が異なるという留意点については，ERSのトレーサビリティチームも同様の指摘をしている．Golanらは適用可能性ではなく必要性という観点から，消費者をはじめとするトレーサビリティの利用者が何を望むかによってトレーサビリティシステムそのものも，トレーサビリティの幅と深度，精密度も異なってくるとしている[2]．幅というのはトレーサビリティを必要とする対象のことであり，どの商品のどの特性に関して遡及・追跡が必要なのかということである．深度は関心のある特性を確かめるためにはどこまでフードチェーンを遡ればいいのか，生産段階をどこまで詳細に明らかにすればいいのかということである．例えば，米の栽培方法を特性とした場合には，生産現場まで遡らなければならず，栽培記録が必要になるというように，深度は幅が決まればほとんど同時に決まる．精密度は食品の移動や特性

についてどの程度精密に明らかにする必要があるのかということである．例えば米の1粒1粒を別々に遡及したり追跡したりすることを要求する者はいないであろうが，牛については個体を識別し追跡する能力が求められるというようなことである．

トレーサビリティの幅・深度・精密度，すなわち，どのような情報を必要とするのかは，トレーサビリティの目的によって異なることは明らかである．産地が分かればいいという場合には，産地表示が正確になされていることを前提に，産地表示のみで十分だし，産地だけではなく有機栽培，減農薬栽培など，どのように栽培されたのかを知りたいのならば，生産履歴が必要になる．幅が広くなり，深度が深くなるにつれて，またより高い精密度が要求されればされるほどトレーサビリティを確保するための費用が増えることになる．

留意点の3番目にトレーサビリティは安全管理・衛生管理を目的としたものではないということが挙げられているのは，トレーサビリティシステム自体は安全性を保証するシステムでも衛生管理を向上させるためのシステムでもないということを確認するためであり，安全管理や衛生管理は食品の安全性を担保する上で必要なシステムであるが，このためには別の異なるシステムが必要であるということの再認識を促し，これらのシステムの普及を図るとともに，トレーサビリティシステムを導入した食品は即安全であるという誤解を避けるためである．

10.3　トレーサビリティの基本要件

10.3.1　識別管理の要素

ガイドラインにはトレーサビリティの基本要件として「各段階の事業者は，少なくとも，食品（製品および原料）とその仕入先および販売先を識別し，それらを対応づけ，その情報を記録し，保管することが必要である」と記されている．すなわち，誰から買って誰に売ったのかを食品

と関連づけながら記録・保管することが基本要件として挙げられているのである．

　それぞれの食品（原料を含む）を識別し，識別した食品が混じり合わないように分別しながら流通させることがトレーサビリティの基本である．他の食品と分別流通させることができなければ，食品の流通経路を遡及したり，追跡したりすることは不可能である．

　識別管理の要素は，
- 識別単位を決める
- 識別単位ごとに識別記号を付して管理する
- 識別管理された製品を分別管理する
- それぞれの識別単位と仕入先，販売先を関係づけて記録する．加工や流通過程で識別単位（原料や中間製品）の統合や分割がなされる場合には，統合・分割の前後の識別単位を関係づけて記録する

ことである．

　識別単位としては，いろんな形式が考えられる．牛は牛個体が，豚の場合は通常は数頭の群れが，野菜の場合には個々の段ボール箱，あるいはパレットに載る複数の段ボール箱，ときにはトラック1台分の段ボール箱がロットを形成することもある．加工品では午前中に製造された製品，その日1日に製造された製品というように時間軸でロットが形成される場合もある．識別単位には，通常，荷扱いの単位であるロットが採用されるケースが多い．また具体的な識別単位は，生産・加工・流通過程の各段階で変化するのが普通である．

10.3.2　ロット単位の識別管理

　ロットは，品質・商品属性が同一と見られるモノで形成される必要がある．同一と見なせない食品を含むロットは不均一ロットと呼ばれ，トレーサビリティを困難にする原因となる．ロットは同じ状態の原料や同じ製造日など，同じ条件のもとで生産・加工された範囲で組むことが大

事である．また，ラベルなどに表示する項目ごとに分別管理するためにも品種や原料などの条件を等しくしておく必要がある．生産者名を表示するのであれば個々の生産者の生産した野菜を分別管理しなければならないし，産地として農協名を表示するのであれば，同じ地域ではあっても他の農協の野菜とは分けなければならない．先にも紹介したように，信用特性を確保するためにはトレーサビリティが重要になる．信用特性が異なる製品を同一のロットにしたのでは意味がないといえる．

　事故が起きたときにロットを細かく形成しておけば，回収すべきロットも限られてくるので回収費用も安くつく．ロットを細かくすればするほどリスク管理の効率は上がるのである．しかし，荷扱いなどにかかる費用は逆に増加することになる．圃場別にロットを組んだ場合には，異なる圃場の産物を別々に管理しなければならない．そのためには場所も必要になるし手間もかかる．ロットをどの程度細かくするか，ロットを形成するときはこの点に対する配慮が必要になる．

　具体的に生産から小売りまでの各段階でロットをどのように識別するかは製品や工程の特質によって異なる．生産出荷時には，生産ロットと出荷ロットを関連づける必要がある．例えば個体識別が義務づけられた牛肉の場合は，最終的に牛個体にまでたどり着けることが要求されている（注8）．また，先にも述べたように原因究明を厳密に行おうとすればするほどロットを細分化する必要があり，その分だけ費用が嵩む．この点については，ガイドラインにも記してあるように，目的と費用効果を考えて関係者間でどの程度ロットを細分化するのかを決めることとなる．消費者にとっては危険と思われる食品すべてが迅速に回収されれば事足りるのであり，ロットは大きかろうが小さかろうがさほど影響はない．

　野菜は流通経路が複雑であることでも知られている．産直のような単純な形の市場外流通から，半数以上の野菜が流れている市場流通まで，色々なケースが存在する．しかし，流通過程で仲介業者が何社関係しよ

うが同じ仕組みで情報伝達をすれば良いので，システムとしては何社が絡むかはさほど重大ではない．流通に携わる関係者が，何がどこから入ってきて，どのように形を変え，どこに出て行ったのかをそれぞれ責任を持ってきちんと識別し，入ってきたものと出て行ったものを関係づけて管理すればトレーサビリティを確保することができる．

10.4 トレーサビリティの実際

以下，筆者が策定に関わった鶏卵トレーサビリティ導入ガイドラインを基に，具体的にトレーサビリティの確保がどのようになされるかを説明する．

10.4.1 トレーサビリティの適用範囲

まず，トレーサビリティを導入する食品とトレーサビリティを導入する範囲を定義しなければならない（図10.2）．ガイドラインではいわゆる「卵」，家庭消費向けの鶏卵を対象とし，適用範囲は養鶏場（農家）から小売店までとされている．図は，鶏卵を生産する採卵鶏そのものについ

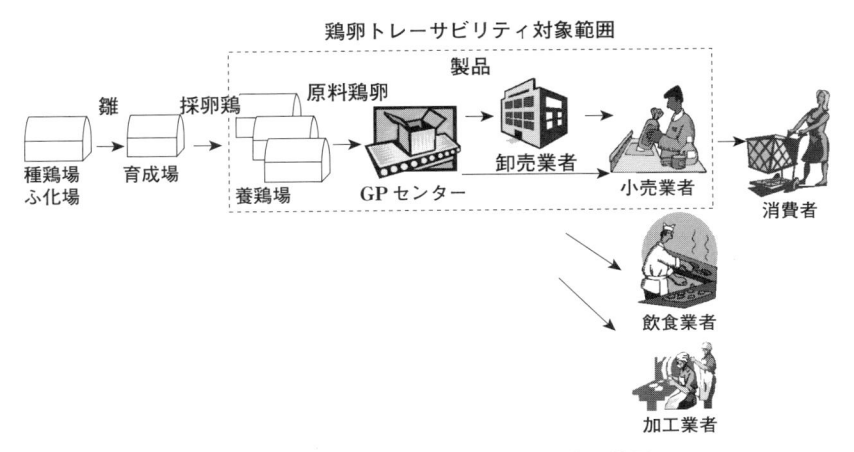

図10.2　鶏卵トレーサビリティの適用範囲

ては直接の対象としていないこと，加工卵や外食チェーンなどの飲食店向けの鶏卵は対象としていないことを示している．養鶏場で産卵された鶏卵は採卵・集卵後，GPセンターと呼ばれる選別包装場に出荷される．GPセンターでは品質・重量などで鶏卵を選別し，それぞれパックして卸売業者あるいは小売業者・外食店など実需者に配送する．鶏卵の流通経路は上記のように比較的単純である．しかし，この単純な過程にもトレーサビリティの全ての必要要件が含まれている．

10.4.2 ロット形成と帳票記録管理

まず識別単位，一般にはロットを決めなければならない．生産現場，養鶏場でロットの単位となるのは鶏舎，もしくは鶏舎群である．もちろん鶏舎の中のケージなど，識別単位を細かく設定することも可能だが，そうすると費用がかかることを考慮しなければならない．時には複数の農場で一つのロットを組む場合もあるかも知れないが，その場合には問題が起きたときのことを考えて，できるだけ地域を狭く限定することが望ましい．いずれにしろロットは同一採卵日の鶏卵に限定することが望ましい．

通常，養鶏場には複数の鶏舎が存在する．鶏舎別にロットを組み，それらを分別する必要のある場合には鶏舎ごとにロット管理をする必要がある．図10.3には養鶏所Aの鶏舎A1から採卵された鶏卵を一つのロットとする場合と，A2，A3，A4の三つの鶏舎から採卵された鶏卵を一つのロットとする場合を示してある．また養鶏場Bは全ての鶏舎からの鶏卵を一つのロットとしている．このように養鶏場全体でロットを組む場合にはロット番号は一つで構わない．

出荷時にはそれぞれのロットに識別番号，ロット番号が付与される．複数鶏舎で採卵された鶏卵を含めロットを組む場合には，どの鶏舎で採卵した鶏卵が含まれているのかも記帳しておかなければならない．記帳された情報と鶏卵に添付されたロット番号とは逐一対応していなければ

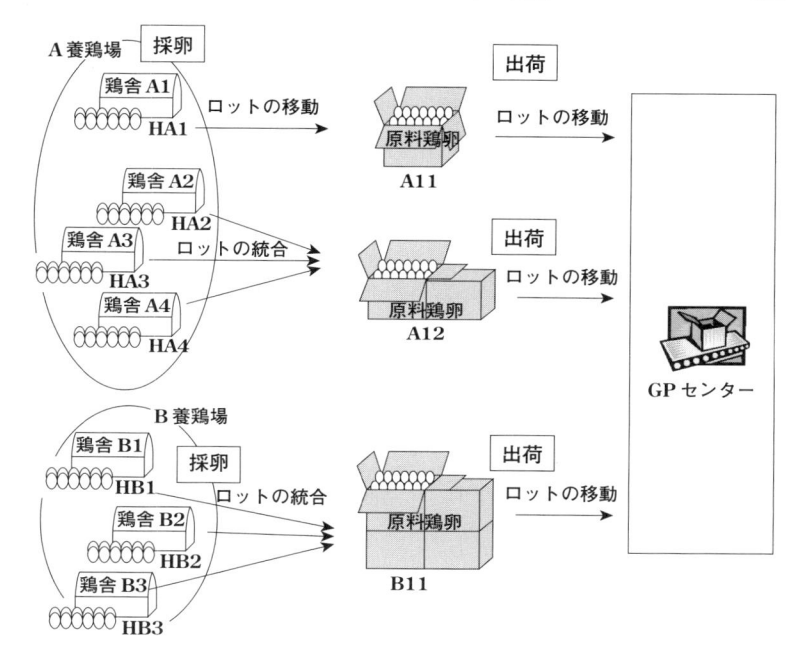

図10.3 養鶏場でのロット形成

ならない．

養鶏場がそれぞれのロットに関連付けて管理しておかなければならない情報として，養鶏場に関する情報（養鶏場名，住所，生産者氏名），採卵鶏の履歴など（種鶏場・ふ化場，育成場，品種，導入日），採卵情報（採卵日），出荷情報（出荷日，出荷先，出荷数量）があり，これらの情報をそれぞれのロットと関連付けて記帳・管理しなければならない（注9）．

GPセンターでは鶏卵を選別して新たなロットとし，卸売業者あるいは小売店に配送する．GPセンターではロットの統合・分割が行われる．複数養鶏場から別々のロット番号を付して持ち込まれた鶏卵を選別して新たなロットに組み替える場合には統合後のロット番号が統合前のロット番号にきちんと関係づけられていなければならない（図10.4）．また選別過程でロットが分割される場合にも，分割前のロット番号と分割

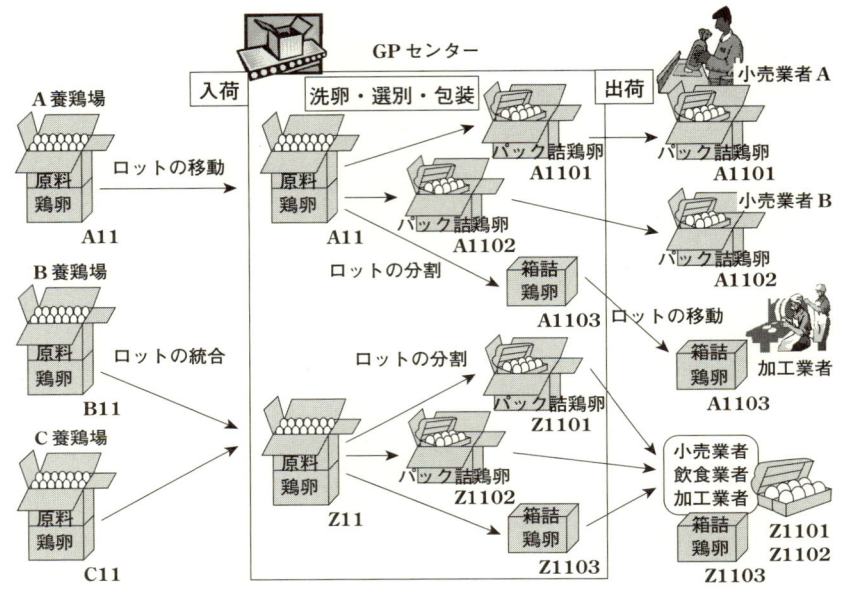

図10.4　GPセンターでのロット形成

後のロット番号を関係づけて記録しなければならない．

　図には養鶏場Aからのロットをそのまま分別して扱う場合と，複数の養鶏場B，Cのロットを統合してロットZを形成する場合のロットの形成が示されている．養鶏場からの出荷ロットをそのまま入荷ロットとして扱う場合にはロット番号を変える必要はないが，統合や分割が行われる場合には，新たな入荷ロット番号を付与する必要がある．さらに一つのロットから選別過程を経て複数のロットが形成される場合にもそれぞれに新たなロット番号を付与する必要がある．

　GPセンターではロット番号と関連づけてGPセンターに関する情報（GPセンター名，住所），原料鶏卵入荷情報（仕入日，仕入先，仕入数量），包装情報（包装日，賞味期限，規格，数量（個数・重量）），出荷情報（販売先名，販売日，販売数量（個数，重量））を記録管理しなければならない．

　GPセンターが卸売業を兼ねる場合が多いが，卸売業者を経る場合に

は，卸売業者は製品入荷情報（品名，仕入日，仕入先，規格，仕入数量），出荷情報（品名，出荷日，出荷先，規格，出荷数量）を出荷ロット番号と関係させて記録保管する．ロットを統合，分割する場合の扱いはGPセンターと同様である．

　小売店はGPセンターあるいは卸業者から入荷した鶏卵を販売する．入荷ロット番号とともに製品入荷情報（品名，仕入日，仕入先，規格，仕入数量），販売情報（品名，規格，販売日，販売数量）を記録管理しなければならない．鶏卵に不都合が発生した場合に，消費者もしくは小売業者は，何らかの手段で問屋もしくはGPセンターに遡り，さらに養鶏場にまで遡ることができる．これが可能でなければトレーサビリティは機能しない．小売店では新たに識別番号を付与しなくても，消費期限や採卵日など，消費者向けに商品とともに提供した情報によってその糸口をつかむことができるようにしておかなければならない．通常はPOSシステムで管理されている受発注や販売管理情報をそのまま利用することができる．パックされた鶏卵の場合は，商品に貼付された賞味期限や製品名によって，何時入荷されたものかが判別できる．

　また，トレーサビリティを保証するためには製品に貼付されたものと同じロット番号が帳票にも存在しなければならない．帳票に記帳されたロット番号と帳票上の情報がどのように関係するか，訴求がどうやって行われるかを図10.5に示す．詳細は鶏卵ガイドライン[6]を参照されたい．まず問題が指摘された製品の品名や賞味期限などによって何時小売店で仕入れたものかを確認し，納品書によってその包装ロット番号を調べる．包装ロット番号をGPセンターに知らせ，GPセンターでは製品出荷台帳，包装台帳で入荷ロット番号を調べる．鶏卵入荷台帳で入荷先を調べ，入荷養鶏場へ連絡する．養鶏場では出荷ロット番号から鶏舎を特定，産卵鶏群に至る．遡る過程で不具合の原因が分かれば，関与する鶏卵を逆方向に小売店に向かって追跡し，まだ消費者の手に渡っていない物については棚から撤去する．不幸にして消費者に渡ってしまってい

140　　　　　　　　　　　　　10. トレーサビリティ

生産流通工程	ロット番号，記帳情報	情報の記録と照合
養鶏場：採卵鶏の導入 → 採卵鶏の飼育 → 採卵 → 出荷	・養鶏場に関する情報 養鶏場名，住所，生産者氏名 ・採卵鶏の履歴など 種鶏場・ふ化場，育成場，品種，導入日 ・採卵情報 採卵日 ・出荷情報 出荷日，出荷先，出荷数量 出荷ロット番号の付与 A11	採卵鶏納品書 納品伝票番号（H1701） 仕入先 鶏舎一覧台帳 納品伝票番号（H1701） 鶏舎番号（A1） 鶏卵出荷台帳（A1） 採卵鶏舎番号（A1） 出荷ロット番号（A11）
GPセンター：入荷 → 洗卵・選別 → 包装 → 出荷	・GPセンターに関する情報 GPセンター名，住所 ・原料鶏卵入荷情報 仕入日，仕入先，仕入数量 ・包装情報 包装日，賞味期限，規格，数量（個数，重量） ・出荷情報 販売先名，販売（出荷）日，数量（個数，重量） 包装ロット番号の付与 A1101	原料鶏卵入荷台帳 入荷ロット番号（A11） 包装台帳 入荷ロット番号（A11） 包装ロット番号（A1101） 製品出荷台帳 包装ロット番号（A1101） 出荷先（RA1）
小売業者等：入荷	・製品入荷情報 品名，仕入日，仕入先，規格，仕入数量 ・販売情報 品名，規格，販売日，販売数量	納品書 包装ロット番号（A1101）

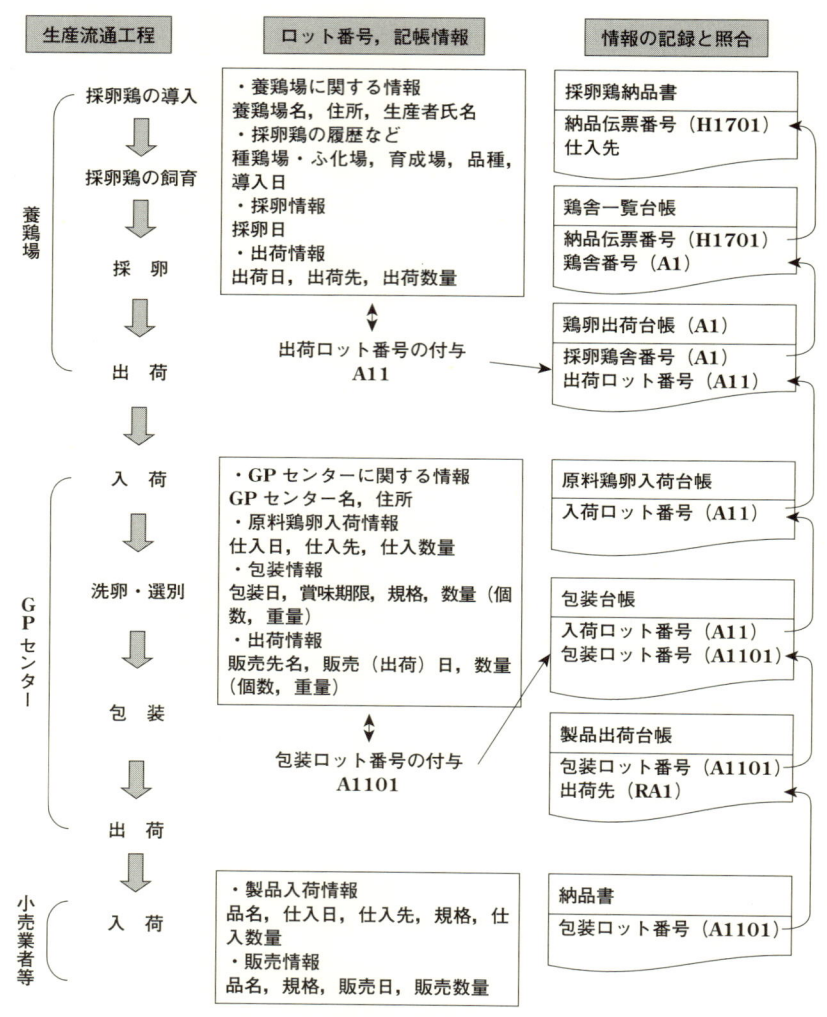

図 10.5　識別管理と帳票記録管理

る場合には，何らかの手段で消費者に情報を提供し，事故を防ぐ．これがトレーサビリティである．システムがIT化されていればこの過程はより迅速に行うことができる．

10.4.3 消費者に対する情報提供

　消費者の立場からは必ずしも個体にまで遡る必要はない．リスクが存在するかも知れない複数の個体が特定できるだけで十分なのである．複数の個体に由来する製品をすべて迅速に市場から撤去し回収できさえすれば消費者としてはそれで構わない．消費者にとっては，いざというときに事故の原因が明らかになり，危険な食品が迅速に市場から撤去されるという安心感，表示などに偽りがないことに対する信頼感が持てるようなシステムが機能している，ということが大事なのである．もちろん，先にも述べたように原因究明のためには安全性に直接関与する情報，各関係者がどのように食品を扱ってきたのかに関する情報が必要であるが，そのような情報をたとえ関係者が管理していたとしても，その情報にたどり着けないのでは迅速な原因究明は不可能である．このような情報にたどり着くためのパイプの役割をするのがトレーサビリティシステムである．このようなシステムが機能していれば，リスクの高い食品は迅速に市場から撤去することができる．これが消費者の安心につながるのである．そういった意味でトレーサビリティはいざというときのためのセーフティネットのようなものである（注10）．

　トレーサビリティは消費者に対して安心して食品を消費できるようにするためには必須のシステムである．しかし，消費者に対してどのような情報を提供するかは消費者が何を望むかにもよる．先にも触れたようにトレーサビリティの幅と深度，精密さを決めるのは最終的には消費者である．

　鶏卵ガイドラインには各段階で記録・管理することが望ましい推奨情報として以下のような情報が挙げられている．養鶏場では，飼用管理等情報（採卵鶏の飼養羽数，鶏舎の構造，衛生管理，飼料（名称，原材料等）），採卵鶏の履歴等情報（ワクチンの接種記録），採卵情報（鶏舎名，採卵鶏の羽数），GPセンターでは衛生情報（サルモネラ等），品質管理情報（鶏卵品質検査結果），出荷情報（配送便名）である．上記情報はいずれもトレ

ーサビリティを確保するために必要な情報というわけではないが，事故原因を究明したり，消費者に信用特性を訴求するためには必要な情報である．

また農薬情報など多くの生産者に共通する情報は個々の生産者が提供すべき情報とは言えない．それらの情報については農薬メーカーなり行政なりが適宜どこかで情報を提供すればいいと考えられる．生産者はどこに関連情報があるかを指し示すだけで十分といえる．

10.5 残された課題

第一に提供する情報の範囲の問題がある．トレーサビリティの基本要件だけでは，導入の目的の一つとして挙げられている，事故原因の究明と危険な食品の迅速かつ的確な回収を可能にすることはできない．「誰から買って誰に売ったのか」という流通経路に関する情報を明らかにするだけでは原因そのものを特定することはできない．原因究明のためには食品がどのように生産，処理・加工，流通・販売されてきたのか，それぞれの段階で安全性を確保するためにどのような取扱いを受けてきたのかに関する情報が必要となる．トレーサビリティシステム導入の目的にある事故の原因を究明し，回収範囲を特定するためには，流通経路履歴情報をたどってフードチェーンを遡り，各段階で安全履歴を確認しなければならない．トレーサビリティ情報と安全管理に関する情報とをリンクさせることが求められている．

また，トレーサビリティシステム開発企業や導入しようとする企業の間で関心が高いのがトレーサビリティシステム標準化の問題である．現在，対象を異にする多くのトレーサビリティシステムが開発中である．これがシステムを導入しようとする関係者の困惑の原因ともなっている．多くの食品を原材料とする食品加工メーカーや，多くの食品を扱う小売業者がトレーサビリティシステムを導入しようとすると，取り扱う

すべての食品に対応できるよう数多くのトレーサビリティシステムを導入しなければならないことになってしまうのである．この問題は「標準化」問題として語られている．

　トレーサビリティは定義にもあるように，フードチェーンのすべての段階に導入されてはじめて十全に機能する．現在いくつかのスーパーマーケットチェーンでトレーサビリティを導入する試みがなされているが，一部の青果物や食肉のような生鮮食品を対象にした直接取引の場合が多く，いわゆるチェーントレーサビリティのような生産，処理・加工，流通・販売のすべての段階を含んだ取り組みは極めて限られている．アメリカには「ワンダウン・ワンアップ」トレーサビリティという考え方が存在する．それぞれの関係者がフードチェーンの一つ前，一つ後に対してトレーサビリティを保証するという考えである．これが可能な企業がつながることによって自然にチェーン全体のトレーサビリティが確保できる．トレーサビリティを早期に普及させるためには，予めチェーン全体で打ち合わせをするよりは，この方が効率的なのではないかと思われる（注11）．

　トレーサビリティシステムはITシステムとして構築されてはじめて十全に機能する．ITシステムはコミュニケーションツールである．フードチェーンをつなぐトレーサビリティシステムは，完成すれば生産者・関係業者・消費者を結ぶためのコミュニケーションの基盤としても機能する．トレーサビリティシステムは，消費者に対して「安全な食品を安心して購入・消費できる環境」を提供するばかりではなく，使い方によっては企業にとってのリスク管理の手段としても，生産者や小企業がブランド化を図るための手段としても使うことができる．関係業者は費用負担ばかり考えて導入を躊躇するのではなく，上記のような積極的な意味合いをも考慮すべきである．さらに，トレーサビリティシステムを多くの関連団体・企業が導入すれば，農産物流通を効率化するためのIT基盤として，食品産業のインフラとして機能することも考えられ

る．トレーサビリティは食品流通そのものを大きく変える可能性をも秘めているのである．トレーサビリティは消費者のみではなく多くの関連業者の将来にとっても大きな影響を与える概念である．

　しかし，忘れてならないことは，食品安全基本法の規定にもあるように，国民の健康の保護を第一義に考えなければならないということである．トレーサビリティも消費者を第一に考えなければならない．いかなるコミュニケーションツールにおいても両端には人がいる．トレーサビリティシステムを流れる情報も，最終的にその信頼性を確保するために人の力を必要とする．そのような意味においてトレーサビリティは「顔の見える関係」を新たな次元，「安全の見える関係」に高めるための道具であるといえる．

　最後に食育との関係でトレーサビリティが機能するための前提条件について記す．信頼できるトレーサビリティシステムが普及するまでは，これまでのように問題を起こした企業の食品すべてを忌避するという行動が当分続くものと思われる．この意味においても食教育，食の安全性に関する消費者教育が重要となる．トレーサビリティシステムは生産者が安全に留意しながら生産に携わることによって食品の安全性を担保するとともに，情報の信頼性を高め，相互に信頼できる方法で情報をつないでいくためのシステム，いわば安全を信頼で結ぶことによって消費者に対して安心を提供するためのシステムであると言うことができる．消費者が従来と同じように行動することで，トレーサビリティ構築に向けての関係者の努力を水泡に帰すようなことは避けなければならない．そのためにもトレーサビリティに対する消費者の理解を早急に深める必要があり，この点でも食育は極めて重要と言える．

【注】

　（注1）　参考文献7），p.6参照．また同報告書は http://www.maff.go.jp/syohi/20030425tebiki.pdf からダウンロードできる．

10.5 残された課題

（注2）　参考文献4）参照．これは http://europa.eu.int/comm/food/food/foodlaw/traceability/index_en.htm でダウンロードできる．

（注3）　一般食品法によるトレーサビリティ規則は輸入品や域外企業には適用されないことがEUの説明会で明らかにされている（参考文献3），p.1, p.13），ガイダンス資料は，http://europa.eu.int/comm/food/food/foodlaw/guidance/guidance_rev_7_en.pdf に掲載されている．

（注4）　ERSのトレーサビリティチームというのはElise Golanをはじめとする研究者のグループであり，これまでも食品安全に関する論文を多数上梓している．ここで引用したのは参考文献2），p.1である．

（注5）　DeWaalは法的な個体識別システムの必要性を唱え，アメリカはトレーサビリティ導入において遅れていると記している．また彼女は記事の中で大手パッカー・食肉加工業者であるアメリカンミート社が法的強制力をもつ個体識別システム導入支持に傾いていること，マクドナルドが世界戦略として牛肉に関する100％のトレーサビリティ確立をうたっていることを紹介している（参考文献1））．

（注6）　ガイドラインでは先の順番で紹介されているが，2004年3月に公表された「食品のトレーサビリティシステム構築に向けた考え方」（農林水産省消費安全局）では①と②の順番が逆になっている．多くの解説本でもガイドラインで2番目に挙げられている食品安全性向上への寄与が最初に紹介されている．もちろん紹介する順番がそのまま優先順位を示すものではないが，ここではあえてトレーサビリティを食品の流通履歴・所在履歴を明らかにする仕組み，すなわち，情報に関する仕組みとしてとらえ，ガイドラインの順番と同じにした．

（注7）　ただし，トレーサビリティ情報だけでは，製品の流通経路は明らかになるが，事故発生の原因を明らかにすることは困難であり，そのためには安全性に直接関係する情報が必要になる．現在，トレーサビリティ情報とこのような安全確保のための情報をどのようにリンクするかが議論されている（参考文献8））．

（注8）　実際には唯一の個体にまで遡ることが要求されている訳ではない．群れとしてロットを管理した場合には50頭以下の牛群にまで遡ることができ

ればいいとされている（参考文献5））.

（注9）　採卵鶏の履歴については，養鶏場で直接管理しなくても，仕入先に問い合わせれば確認できるような体制をとっておく必要があるとされている．

（注10）　元食品消費安全課課長齋藤京子氏はトレーサビリティを「村の鎮守様」に例えている．そこにあるだけで安心できるという意味である．

（注11）　ガイドラインではチェーンの一部に限られたシステムは，トレーサビリティとは呼ばず，「トレーサビリティ構築のための取り組み」として区別することが明記されている（参考文献7））.

参 考 文 献

1) DeWaal, C. S. : Why we need mandatory animal ID, Food Traceability Report, *Food Chemical News and Pesticide & Toxic Chemical News*, **5** (4) 18 (2005)
2) Golan, E. *et al*. : Traceability in the U.S. Food Supply: Economic Theory and Industry Studies, USDA ERS, AER 830 (2002)
3) Lewis, S. : EU says traceability rules don't apply to foreign firms, Food Traceability Report, *Food Chemical News and Pesticide & Toxic Chemical News*, **5** (3) 1 (2005)
4) Regulation (EC) No 178/2002 of the European Parliament and of the Council, 28 January (2002)
5) 牛肉トレーサビリティ導入専門委員会：国産牛肉トレーサビリティ導入手引き書（総論編），（社）中央畜産会（2003）
6) 鶏卵トレーサビリティ導入ガイドライン策定委員会：鶏卵トレーサビリティ導入ガイドライン，（社）食品需給研究センター（2004）
7) 食品トレーサビリティ導入ガイドライン策定委員会：食品トレーサビリティシステム導入の手引き（食品トレーサビリティガイドライン及びトレーサビリティシステム実証事例），平成14年度農林水産省補助事業安全・安心情報提供高度化事業報告，農協流通研究所（2003）
8) 横山理雄監修，松田友義，田中好雄編集：食の安全とトレーサビリティ，幸書房（2004）

（松田友義）

11. トレーサビリティを絡めた食品のさまざまな認証について

11.1 認証制度とは

　消費者に安心して食品を購入してもらうことを目的に，生産者や製造業者が第三者認証を取得して販売することが増えてきている．昔は，農産物の生産地と消費者が距離的に近く，「近所の○○さんのつくった○○」のように，消費者が自ら生産者と直接コミュニケーションをとることができたので，あまり疑うことなく食品を購入していた．しかし，最近のように食品の品質保持や物流システムの技術が発達し，世界各地から製品が持ち込まれ，販売されるような状況にあっては，消費者が自ら生産の状況を確認して買うということはできない．ここに第三者が，消費者に代わってその生産内容を確認するという認証制度が生まれる素地がある．

　本章では筆者が主として携わっている農畜産物の検査認証制度を中心に説明をする．食品の認証には，ここで述べる以外にもISO，HACCPなどの認証制度（審査登録制度など）があり，また食品の種類という点では，水産物もあるが，これらの制度および食品群は筆者がかかわりを持っていないのでここでは触れない．

　以下に使用する用語のうち，「認証」と「認定」は同じ意味で使用し，使い分けは慣例に合わせている．一般に制度全体を呼ぶときは認証制度といい，製品を認証し，業者を認定するというのが慣例的な使い方である．なお，JAS法においては認定機関という用語が使用されている．

11.2 認証制度の仕組み

11.2.1 さまざまな立場からの認証

一口に認証といっても，その立場や手順はさまざまである．検査（監査・確認）を行う立場からみると，次のように第一者，第二者，第三者認証に分けられる．

(1) 第一者認証

「私が作りました」といって生産者が自ら生産方法を確認し表示する方法．よく生産者の写真を貼り付けて販売している商品が陳列されている．

(2) 第二者認証

スーパーの品質担当者などが，自社の店舗で販売する食品が確かなものであることを確認するために実施する監査など．自社基準を設け，これに準拠しているかどうかの確認が中心となる．

(3) 第三者認証

公開された基準に基づき，認証を業務とする利害関係のない第三者機関により確認され，基準を満たしていることの証明をもらうもの．

11.2.2 基 準 認 証

「第三者認証を与えました（または取得しました）」といっても，どのような内容を確認したのかが明確でなくては，消費者も納得できない．認証機関が認証をするためには，認証基準が明確にされ，かつ一般に公開されなければならない．

認証を受ける生産者や製造業者は，認証を取得する際に，漠然と申請するのではなく，認証基準に基づいて認証されているということをよく理解することが必要である．例えば，「特別栽培農産物のガイドラインに準拠しています」というとき，ガイドラインには，単に農薬や肥料の使用回数の基準だけではなく，生産管理の方法についても規定されてお

り，管理基準も遵守していなければ正確にはガイドライン準拠とはいえない．また，3年以上化学農薬，化学肥料を使用していなければそれだけで有機JAS認定が取得できるというものではなく，業務規程やこれらを証明できる記録，また出荷に際してのJAS格付の実施など，生産方法以外にもいろいろな認定のための基準が定められている．

11.2.3 製品認証とシステム認証

認証機関が何を認証するのかによって，大きく製品認証とシステム認証に分けられる．

製品認証は，生産基準に準拠して生産されていることを確認して，その製品が基準を満たして生産されたことを認証する．この際の認証のための基準は，主として生産の基準である．都道府県の行う特別栽培認証制度や外国の一部の地域の有機認証などは主としてこちらに分類される．

一方，システム認証は，業者認定のことであり，生産団体が生産基準を遵守できる管理体制を持っているかどうかを認証する．認定機関は申請団体のマネジメントの仕組みを認定するものであり，製品を直接認証するものではない．したがって製品が基準に準拠することを保証するのは生産者自身である．認定のための基準は生産方法と同時に，生産管理の方法の基準が必要である．有機JASの認証制度は業者認定でありこちらに分類される．

11.2.4 認証の手順

認証の手順は，通常どの認証制度の場合もおおむね図11.1のとおりである．

第三者認証制度の特徴は，現場を確認する実地検査員と認証可否判断をする判定員は別の者でなければならないということである．判定員または判定の判断をする委員会のメンバーなどは，実際に現地に赴くこと

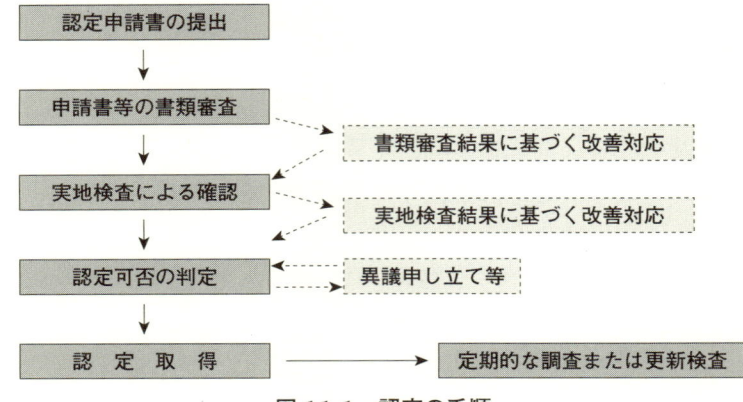

150　11. トレーサビリティを絡めた食品のさまざまな認証について

```
認定申請書の提出
      ↓
申請書等の書類審査 ┈┈→ 書類審査結果に基づく改善対応
      ↓
実地検査による確認 ┈┈→ 実地検査結果に基づく改善対応
      ↓
認定可否の判定　 ←┈┈ 異議申し立て等
      ↓
認定取得 ─────────→ 定期的な調査または更新検査
```

図 11.1　認定の手順

なく申請書や検査報告書などに基づいて判断するのが通常である．このため実地検査員は，場合によっては唯一現場を確認してきた者となり，その内容を正確に判定者に伝達する義務があるので，非常に重要な役割を担っている．

11.3　信頼のおける認定機関とは

11.3.1　ISO ガイド 65 の要求事項

　信頼のおける認定（認証）とはどのようなものだろうか．例えば，認定を付与する認定機関が，認定された製品の販売促進の業務をしていたら，公正な認定ができるだろうか．また，生産者が認定を受けるために自ら認定機関を設立し，そこで認定を受けてもいいだろうか．信頼のおける認定機関の第一は，公正・中立であるということである．

　公正中立であることの基準として用いられるのが，ISO のガイド 62 や 65 である．ISO ガイド 62 はシステム認証を行う認定機関が守るべき要求事項であり，ISO ガイド 65 は製品認証を行う認証機関が守るべき要求事項である．

例えばISOガイド65では主に次のようなことが認定機関に求められている．以下順不同に記載する．
① 公正中立でなくてはならない．例えば，認証の取得の手助けとなるコンサルティング業務を実施してはならない．
② 人的資源（検査員や判定員），経済的基盤（健全な経営）がなければならない．検査員や判定員は，その業務の遂行能力のある人間を選定しなくてはならない．
③ 認定基準や認定料金など，認定業務の内容を文書で一般に公表していなければならない．
④ 業務内容は，ISO 9001の品質マネジメントシステムに準拠していなければならない．

11.3.2 農水省のJAS登録認定機関の審査要件

JAS法（正式名称は「農林物資の規格化及び品質表示の適正化に関する法律」）の下では，農水省の審査を受け認可されたものだけが登録され，登録認定機関として認定業務を行うことができる．

平成17（2005）年にJAS法が改正される予定で，登録認定機関に対する考え方が一部変更になる予定である．これまでJASの認定は国の仕事であり，国の仕事を認定機関が代行するという考え方であった．しかし，法改正後は，認定はプロの認定機関に委ねるということになる．このため認定機関に対する要件が厳しくなり，次のような内容が法律の改正案に盛り込まれた．ポイントはより第三者性を求められるということである．なお，執筆時点では改正案は国会審議中であり，国会で可決されると，改正法は秋以降に適用される予定となっている．
① ISOガイド65に準拠した業務を行うこと．
② 認定を受ける生産者・製造業者等から支配を受けないこととして次のことが遵守できること．
　・民間の認定機関の場合，親会社が生産者・製造業者等認定を受け

る可能性のある事業者であってはならない．
・認定機関の代表者が，生産者・製造業者等認定を受ける可能性のある事業者であってはならない．また認定機関の役員の過半数が，認定事業者（またはその可能性のある事業者）で構成されていてはならない．
③ 認定を受ける生産者・製造業者等が要求した場合，認定機関はその財務内容が閲覧できるようにしなければならない

上記以外にも，いくつかの認定のための要件が定められている．

11.4 さまざまな認証

以下にいろいろな認証制度について説明をする．これらは，法で定められたもの，法的に義務化されたものでなく，都道府県や民間が独自に実施しているものなどさまざまである．なお，筆者が関わりを持っているのは主としてJAS認定に関係する部分であり，都道府県の認証制度などについては，直接関与していないため，調査結果に基づく事例として紹介している．

11.4.1 JAS法の下での認証制度
1） JAS規格制度

JAS規格制度とは，国が定めたJAS規格に適合している食品に対してJASマークを付して出荷できるという制度である．JASマークを貼るかどうかは事業者の任意（有機食品のみ義務）であるが，JASマークを貼るには，登録認定機関の認定を受けなければならない．

平成17（2005）年のJAS法改正により，JASマークを貼るには，認定製造業者等になって自ら生産・製造した食品に対して自らJAS適合評価をし，合格したものにJASマークを貼る制度（自己格付）のみとなる予定である．このJAS規格制度の中で，トレーサビリティという観点

で特徴的な制度を以下に三つ紹介する．

2) 有機食品の認証制度

　JAS規格制度の中でも，有機食品については特別に「指定農林物資」に指定され，食品に「有機〇〇」「オーガニック〇〇」という表示をする事業者は，必ずJAS認定を取得して有機JASマークを付した上で「有機〇〇」などの表示をしなければならなくなった．本来JASマークを付すのは事業者の任意であるが，有機だけは必ず認定を受けてマークを付さなければ法律違反となる．制度は平成12（2000）年から有機農産物と有機農産物加工食品について開始された．平成17（2005）年には，有機畜産物の制度が開始される予定である．有機農産物の認証制度の詳細については，12章で述べられているので，ここでは省略する．

　有機食品の認証の歴史は古く，世界的には1970年代からそのさきがけとなるような団体が設立されている．その当時から基準に準拠していることの証明として，記録の作成と保管が認証取得のための必須事項となっている．商品にはロット番号を付し，ロット番号を手がかりに，そのロットが有機基準に準拠していることを記録で証明できるようにしなければならないとされている（ただし，JAS法では，有機JASマーク自体が有機の証明であり，ロット番号の記載は基準上求められていない）．

3) 生産情報公表JAS制度

　食品トレーサビリティの一つの形として，生産情報を公表している食品に生産情報公表JASマークを付す制度である．一般のJAS規格制度と同じく任意の制度であり，平成15（2003）年12月に生産情報公表牛肉が，平成16（2004）年7月に生産情報公表豚肉の制度が開始された．また平成17（2005）年には，生産情報公表農産物が制定される予定である．この制度の詳細については11.5節（生産情報公表JAS制度の事例）を参照のこと．

　上記2），3）のJASマークは図11.2のとおりである．

図 11.2　有機と生産情報の JAS マーク

（有機 JAS マーク　／　生産情報公表 JAS マーク）

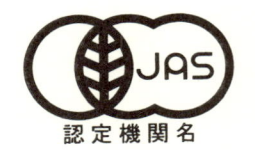

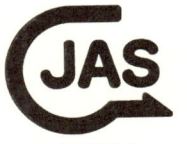

4）　流通段階の認証

　平成 17（2005）年の JAS 法改正により，流通段階の行程を管理できている事業者（事業者グループ）に対して，流通行程管理者という新しい認定の制度が盛り込まれる予定である．本件の詳細は，今後の法律の制定および関連告示の推移を見なければならないが，流通段階のトレーサビリティをターゲットとする認定制度になるものと思われる．

11.4.2　都道府県などが行ういろいろな認証制度

1）　エコファーマー認定

　平成 11（1999）年に制定された「持続性の高い農業生産方式の導入に関する法律」において，エコファーマーの制度ができた．エコファーマーとは，堆肥などの土作りを基本として化学肥料，化学農薬の使用量を低減するための生産方式（すなわち持続性の高い農業生産方式）を自分の農業経営に導入する計画を立て，認定された農業者のことである．その名のとおり人を認定する制度で，都道府県知事に申請し認定を受ける．人の認定なので，製品出荷とその製品のトレーサビリティとは関係しない．

　エコファーマーが取り組むべき農業技術としては，農林水産省が 12 項目を示しており（表 11.1 参照），またこれ以外に各県でも独自に取り組むべき技術を示している．

　エコファーマーは全国で数万人が認定を受けている．その認定の手順

は書類の提出と書類審査によると聞いている.

2) 特別栽培認証制度

都道府県が独自に実施している特別栽培農産物の認証制度は,ほとんどの場合は農産物(製品)認証に分類される.

特別栽培農産物とは,農林水産省が,特別栽培表示ガイドラインでその定義を示しており,化学農薬および化学肥料(窒素分)の使用量が,ともに地域の通常の栽培方法の使用量(使用回数)の半分以下である農産物をいう.従来,無農薬や減農薬と称して販売して

表 11.1 エコファーマーの低減技術 12 項目

1. 土作りに関する技術
① たい肥等有機質資材施用技術
② 緑肥作物利用技術
2. 化学肥料低減技術
① 局所施肥技術
② 肥効調節型肥料施用技術
③ 有機質肥料施用技術
3. 化学農薬低減技術
① 機械除草技術
② 除草用動物利用技術
③ 生物農薬利用技術
④ 対抗植物利用技術
⑤ 被覆栽培技術
⑥ フェロモン剤利用技術
⑦ マルチ栽培技術

いた農産物はすべて特別栽培農産物という名称に統一され,平成16(2004)年4月以降,「無農薬○○」などと表示して販売することは禁止されており,現在小売店舗でそのような表示をしている農産物はない.

この基準を満たさないものは,特別栽培といえない(ただしガイドラインなので,罰則規定はない).このガイドラインは表示ガイドラインという名前になっているが,先にも触れたとおり,生産の方法だけでなく生産管理の方法まで定められている(例:栽培責任者の業務内容や確認責任者の業務内容が明確にされている).

認証の手順としては,計画段階で書類を提出し,その計画を書類審査で許可し,栽培期間中に1回認証の関係者が現地確認をし(これが第三者で行われるかどうかはさまざまである),収穫直前または収穫後に最終的な申請を出して,該当する圃場の収穫物を認証するという方式が通常である.この認証の過程において,単に農薬・肥料の回数のみの適合を認

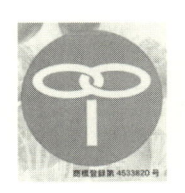

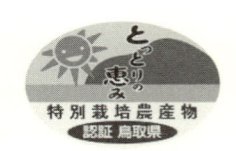

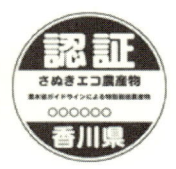

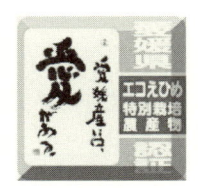

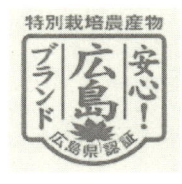

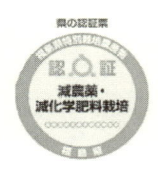

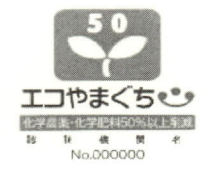

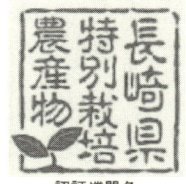

図 11.3　都道府県の特別栽培認証マークの例

証の基準としているのか，ガイドラインの要求事項全体を認証の基準としているのかはまちまちのようである．

図 11.3 は，各県が独自に制定している，特別栽培農産物の認証マークの例である．

特別栽培農産物の表示は，栽培責任者，確認責任者を記載するとともに，農薬，肥料の名称（成分名）と使用回数，削減割合を記載することが必要である．しかし，特別栽培の回数表示は，基本的に計画段階のものが記載されており，「○○回以下」という実績保証がされている．したがって，計画で 5 回使用する農薬を実際は 1 回しか使用していないということもありうる．

また，トレーサビリティという観点からは，公表する事項は上記の表示内容ですべてであり，ロット番号を付してあとで遡及できるような仕組みは求められていない．

3）地域ブランド産品認証制度

特別栽培までに至らない農産物や，地域の特産品などを産地ブランド化して販売するという取り組みがなされているが，この地域ブランド産

表 11.2 都道府県による認証の例（エコファーマー，有機農産物を除く）

県 名	制 度 名	対象農産物	特 記 事 項
北海道	道産食品独自認証制度	道産食品	認証機関は登録された第三者機関に委託
青森県	特別栽培農産物認証	特別栽培	
秋田県	特別栽培認証	特別栽培	
	秋田産地ブランド	産地特産品	トレーサビリティ認証＋残留農薬検査
宮城県	Eマーク認証	地域特産品	
栃木県	リンクティ認証	特別栽培	
	Eマーク認証	地域特産品	
群馬県	特別栽培農産物認証	特別栽培およびこんにゃく加工	確認機能を県が指定（JAおよび民間団体）
千葉県	ちばエコ農業推進事業	特別栽培	
東京都	特別栽培農産物認証	特別栽培	
	地域特産品認証食品	11品目の地域特産品	
山梨県	甲斐のこだわり環境農産物	化学農薬と化学肥料3割減	全国統一Eマーク
静岡県	特別栽培認証	特別栽培	
新潟県	特別栽培農産物認証	特別栽培	
岐阜県	ぎふクリーン農業	化学農薬・化学肥料30％削減	
三重県	三重ブランド認定制度	独自基準	
福井県	厳選ふくいの味	地域加工食品	
滋賀県	環境こだわり農産物認証制度	特別栽培	左記に加え，濁水の流出防止などの基準あり
京都府	京都ブランド	京野菜（みず菜，壬生菜，えびいも），米，茶	認証は県ではなく第三者機関NPO法人「京の農産物安心ネットワーク」（KAS）が実施
大阪府	大阪府Eマーク食品	全国統一Eマーク認証	

兵庫県	ひょうご食品認証制度	農畜水産物および加工食品	環境配慮＋法令順守＋生産履歴の開示
	ひょうご安心ブランド	農産物	残留農薬基準の1/10
	ひょうごブランド商品（Eマーク）	加工食品	主原料が兵庫県産のもので，高品質のもの
和歌山県	トレーサビリティマーク使用基準	記録の確認されたもの	
島根県	島根県エコロジー農産物推進制度	農産物および加工食品（特別栽培）	
鳥取県	特別栽培農産物認証制度	特別栽培	
岡山県	おかやま有機農業農産物	有機＋無農薬	
広島県	安心！広島ブランド	トレーサビリティシステムおよび特別栽培	別々のマークあり
山口県	エコやまぐち農産物認証制度	特別栽培	
香川県	さぬきエコ農産物表示認証制度	特別栽培および独自基準	確認責任者が確認
徳島県	とくしま安2（あんあん）農産物認証制度	農産物の生産・品質管理体制を認証	
愛媛県	エコえひめ	特別栽培および農薬化学肥料3割減の農産物	
高知県	こうち農ISO 14001協定制度	ISO 14001	県環境保全畑作振興センター（ISO 14001取得）と共に取り組む
	無農薬減農薬認証農産物認証制度	無農薬・減農薬（県基準）	
	高知県園芸連エコシステム栽培	エコシステム（独自栽培基準）	
福岡県	特別栽培認証	特別栽培	残留農薬検査を含む
佐賀県	特別栽培認証	特別栽培	

11.4 さまざまな認証   159

| 長崎県 | 特別栽培認証 | 特別栽培 | |
| （鹿児島県） | JA鹿児島経済連エコ農産物認証制度 | 特別栽培およびその他のエコ農産物 | 県ではなく，JA経済連の認証 |

注）この表は平成17（2005）年3月現在で，インターネットその他の資料により筆者が調査した限りの資料であり，上記以外の都道府県にも類似の制度があるものと思われる。

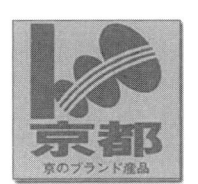

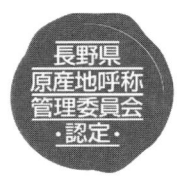

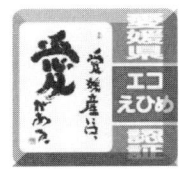

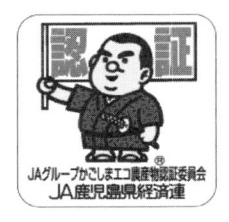

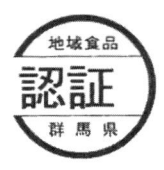

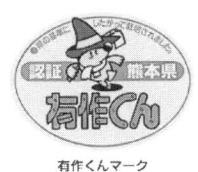

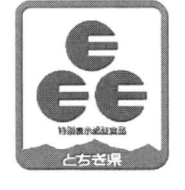

図11.4　都道府県の産地認証マークの例

品について都道府県が認証を行うというものである．

　上記2），3）の特別栽培および地域ブランド産品認証の制度について主なものは表11.2のとおりである（注：筆者の調査できる範囲での調査であり，これ以外の都道府県にも同様の制度があるものと思われる）．図11.4は，各県が制定している地域認証の認証マークの例である．
　この一部には，認証基準の中に生産履歴が記帳されていることを基準とするトレーサビリティ認証制度というものがあるが，記帳ができているという認証であり，製品の遡及などの具体的な基準などの詳細については筆者の方では調査できていない．

11.4.3 民間団体やその他の機関が実施している色々な認定制度
1) 民間団体による特別栽培認証

前項の 2) で述べた特別栽培認証は，都道府県だけではなく，民間団体でも行われている．主に従来から特別栽培の認定を行っていた機関で，現在は JAS 有機農産物登録認定機関にもなっている機関が多い（例：株式会社アファス認証センター，NPO 法人日本有機農業生産団体中央会，NPO 法人エム・オー・エー自然農法文化事業団など）．

2) 全農安心システム認証

全農安心システムは，JA 全農グループで実施している認証制度である．

生産者団体と取引先（量販店など）との合意により生産基準を策定し，その基準を遵守していることを記帳し，その結果を取引先に情報開示するという仕組みで，同時にホームページにも認証産地の情報が公表されている．

検査および判定は，第三者機関に委託し JA 関係者は一切かかわっていない点で第三者認証制度である．最終的な認証の証書は JA 全農の名称で発行される．

全農安心システムの特徴は，単に農薬の回数や肥料の量だけでなく，その生産基準の意味（なぜこの時期に農薬が必要なのかという説明など），認証を受けた産地の特色などをホームページで公表することにより総合的にその産地のファンを獲得し，消費者に安心して購入してもらおうとしている点にある．またこの一環として，消費者と産地との交流がなされ，生き物調査を実施することにより，化学農薬や化学肥料の低減技術の導入による環境保全効果を生き物という指標で消費者に体験してもらう取り組みがなされている．

実績の公表をするかどうかは，取引先の要求内容により一概には言えないが，遡及して確認が必要な場合には，いつでも確認が可能なように，ロット番号やそれに代わる識別の表示をして出荷することが義務と

なっている．

3) リーファースのトレーサビリティ認証

有限会社リーファースは，トレーサビリティ認証を主目的として設立された民間会社である．トレーサビリティ認証というものに未だコンセンサスが確立していない時期から独自基準を作り，これに基づき認証を行っている．またリーファースでは，平成17（2005）年から安心な国産キノコの栽培に関する認証も開始した．なお，生産情報公表JASの登録認定機関として，生産情報公表牛肉や豚肉の認定も行っている．

このように民間の認証団体は，これまで認証制度が存在していないような新しい製品群，分野に関して独自に認証基準を機動的に作成し，認証するという先駆的な取り組みが可能であり，その役割は大きい．

11.5　生産情報公表JAS制度の事例

11.5.1　生産情報公表JAS制度の概要

生産情報公表JAS規格の制度とは，「生産情報が記録，保管され，この情報を一般に公表できる食品にJASマークを付す」というものである．平成15（2003）年12月にまず生産情報公表牛肉JAS規格が施行され，生産情報が公表できる食品のマークとして，図11.2のような「生産情報公表JASマーク」が新しく制定された．

生産情報公表JASは他のJAS規格制度と同様，マークの貼付は任意である．例えば，インターネットのホームページなどで，生産に関する情報を公表している牧場は以前から存在する．任意の制度であるため，このように生産情報を公表するにあたって，JAS認定を取得しなくても，またJASマークを貼らなくても公表はできる．しかし認定を取得してJASマークを貼ることは，①公表すべき情報の項目が統一されている，②第三者機関の認定を受けているという点において信頼性が増し意義のあるものと思われる（図11.5参照）．

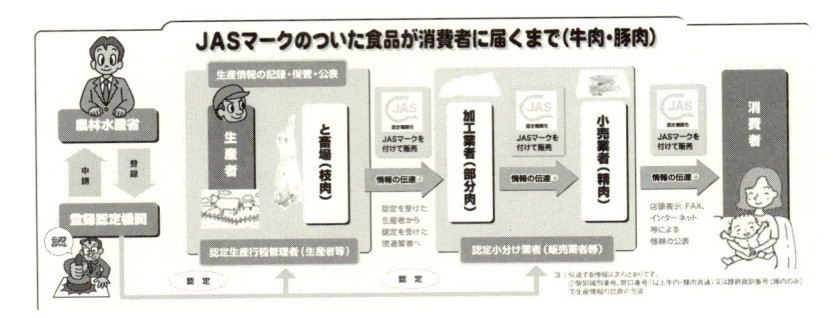

図 11.5 生産情報公表 JAS の仕組み（農林水産省 HP より）

公表の方法は，紙の貼付（店舗内での掲示）によりその場で公表する方法や，インターネットや FAX による公表など商品購入後の事後検索・請求でもよいことになっている．いずれかの方法を，認定を受けた生産行程管理者が選択して公表することになる．公表はインターネットに限らない．

11.5.2 生産情報公表「牛肉」の概要

生産情報公表牛肉は，同時期に施行された「牛の個体識別のための情報の管理及び伝達のための特別措置法」（ここでは「牛トレサ法」と呼ぶ）と密接に関係するために，これを承知しておく必要がある．牛トレサ法の目的は二つあり，BSE が発生したときにその牛の移動履歴の検索を容易にすることと，またその情報を消費者に公表することにより安心して購入してもらうことである．

牛トレサ法の制度の主な内容は，①牛 1 頭ごとに 10 桁の個体識別番号を付与し生産段階で耳標により管理する．②出生の年月日，雌雄の別，種別，移動の履歴，と殺の年月日，その他いくつかの定められた事項を国に届け出，国がデータベース管理する．③個体識別番号を流通段階から最終消費者まで伝達し，消費者が検索可能にすることなどである．

生産情報公表牛肉JASは，牛トレサ法が遵守されているという前提に立ち，これに加えて任意の制度として，生産情報10項目を自らの手で記録・保管・公表するという制度である．生産情報10項目のうち8項目は牛トレサ法の届出の情報と同じである．残り2項目は給餌する飼料の名称と動物用医薬品の名称であり，この二つの情報がこの制度の目玉である（牛トレサ法を戸籍と住民票にたとえるなら，生産情報公表JASは履歴書の公表といえる）．

　牛肉の場合（豚肉も含め），認定を受ける生産行程管理者の組織化に少々複雑な点がある．そのポイントは，JASマークは食品に貼るものであり，生きている牛や豚ではなくJASマークを貼る対象は肉であるということである．このため，管理・把握する生産行程は，家畜の出生から「と畜」までであり，場合によっては部分肉加工工程も含まれる．このため，飼養している農場と，実際JASマークを貼る「と畜場」や加工場が離れた場所に存在することになり，格付（JAS規格適合評価）の場所と格付の表示（JASマーク）を付する場所が，違う場所で行われる可能性が高く，グループの作り方や格付の方法・手順に十分注意する必要がある．

　もう一つ牛肉の特徴としては，子牛の繁殖と肥育とが異なる農家で分業されているということである．豚肉では繁殖・肥育一貫経営が多いが，牛肉の場合はあまり多くない．このために子牛生産農家を取り込む形で生産行程管理者の認定を受ける必要がある．しかし市場で子牛を調達する場合，どの農家から子牛を購入するかあらかじめ特定するのが困難という事情もあり，この組織作りを複雑にしている．

11.5.3　生産情報公表「豚肉」の概要

　基本的には牛肉と同じなので，異なる点・特徴について説明をする．記録，保管，公表する生産情報は8項目で，牛肉の10項目のうち「雌雄の別」と「種別」については豚の場合は公表義務がない．

この豚肉の規格は，先行する牛肉の規格をもとに豚の特徴を加味して作成された．このため豚においても個体管理をすべしという発想が第一にある．養豚の場合，肉用の豚を個体管理しているところがあまり一般的でないことから，豚群（30頭以内）による生産管理でも可能としている．豚群管理の方法について，認定の技術的基準には離乳時に1回豚群を組んだら飼養時に他の豚群の豚と混ぜてはいけないと記載されているが，しかしこれでも実際の対応は難しく，豚の成長の状態に応じて豚房間の豚の移動が発生することが通常の方法である．したがって現在の運用では，母豚が特定できる管理方法や，豚房ごとの管理方法など，飼養時の管理がしっかりできているのであれば出荷時に30頭の豚群を組んで，これに番号をつけて情報を公表することが可能という解釈になっている．

また豚肉の場合は，牛肉と違い個体識別についての法律がないので，と畜・加工段階で，別の豚群の豚（豚肉）と混じらないような対策を独自に実施する必要があり，と畜場や加工場との連携が牛肉以上に重要になってくる．

11.5.4　生産情報公表「農産物」の概要

本書の執筆段階では，まだ規格が告示されていないので，以下に述べることは現時点で予測される内容であり，細かい運用についてはこれからということになる．記録，保管，公表すべき情報は，生産者の名称と住所および連絡先，圃場の所在地，栽培期間中に使用したすべての農薬，肥料，その他投与資材などである．

農産物の場合，検討すべき課題はロットの作り方である．ロットの範囲を決めて農産物識別番号を付与し，この番号ごとに生産情報を公表することになる．

例えば20人のグループのコシヒカリの生産農家があって，米の出荷のロットの単位を「平成17年産〇〇グループコシヒカリ」というよう

に大きなロット構成で管理するとする．そうすると公表する1枚の生産情報には，20人の農家の名前，住所が記載されることになる．

　また，作物によっては，収穫前日まで使用可能な農薬を使用するものがある．このような場合，例えば同じハウスの収穫物で1週間前に出荷したものと，今日出荷したもので農薬の使用回数が異なり，その都度，農産物識別番号と生産情報を変更して別ロットとして公表しなければならないという場面が想定される．また，生産情報公表JASの面倒なところは，公表まで出来ていなければJAS規格適合にならないということである．上記のように収穫直前まで農薬回数が変わる可能性のあるものは，使用のたびに識別番号を変え，格付前に最新の農薬回数で正確な実績の公表情報を作成して公表（または公表の準備を完了）しなければJAS規格適合にならない．ただでさえ忙しい収穫繁忙期に，このような作業がどこまで可能か，作物によっては導入へのハードルが高いものがでてきそうである．

11.6　認証現場の実際

11.6.1　検査員のレベルの統一

　検査し認証する方法は，計器で計測して，合否を判断できるものではない．実地検査員が，現場で聞き取りや現場の確認をし，記録類の確認などを見て，基準と照合して総合的に適合しているかどうかを判断する．一方，認定の可否を決定する判定員は，申請書と検査報告書に基づいて，認証の可否を決定することとされ，現場を見ていない．このため，検査員には正確な報告が求められる．

　検査員のレベルにばらつきがあると，信頼のおける認証機関としての要件を満たさなくなるので，認定機関では日頃から検査員の技術向上のために講習会を開催するなどしなければならない．

　例えば「適切に衛生管理がなされていること」という基準があったと

きに，人によってどこまで出来ていれば基準適合なのか考え方は違うと思われる．そのためにも認定機関では判定のための評価の詳しい基準を持っておく必要がある．

また検査員は，何気ない不用意な言葉が申請者にとって指示・命令のように受け止められることがあり，立場上誤解されやすい仕事である．検査員は行動規範を遵守し，高圧的な態度を慎み，またコンサルティングにあたるような言動を慎重に避けなければならない．検査員は農業技術の指導員ではないことに注意すべきである．

11.6.2 申請者の基準の理解

基準を十分に理解するためには，講習会などを通じて生産者・製造業者が制度の仕組みや基準を知ることが必須である．認証の申請をする前に，まず申請者側の理解，内部監査などを通じた内部におけるチェック体制の構築などが必要である．

11.6.3 今後の認証制度の動向

以上見てきたように，さまざまな認証制度があり，またその手順もいろいろなものがある．しかし，認証マークが乱発されるようでは，消費者はかえって混乱することになりかねない．認証の関係者は常に信頼のおける認証ということを念頭において業務を実施しなければならない．ひとつの認証がいいかげんなものであると，認証制度そのものが信頼のおけないものになってしまうことになる．

認証を行うのは，人であり，計器ではないということを上に述べた．申請者と認定機関，申請者と検査員が相互に良好なコミュニケーションをとり，認定を与える人，認定をもらう人という立場を超えて，食品の安心のために協同して取り組んでいる，という姿勢が皆に必要である．

参 考 文 献

1) 農林水産省消費・安全局・表示規格課：生産情報公表牛肉の JAS 規格の Q&A, http://www.maff.go.jp/soshiki/syokuhin/heya/new_jas/q_and_a/beef_jas_qa.pdf（2004）
2) 農林水産省消費・安全局・表示規格課：生産情報公表豚肉の JAS 規格の Q&A, http://www.maff.go.jp/soshiki/syokuhin/heya/new_jas/q_and_a/pork_jas_qa.pdf（2005）
3) 総合食料局長，生産局長，食糧庁長官通知，特別栽培農産物に係わる表示ガイドライン，http://www.maff.go.jp/soshiki/syokuhin/heya/tokusai.pdf（2003）

〔丸山　豊〕

12. 有機認証制度と検査員の役割

　有機／オーガニック農法の歴史は古くはない．有機／オーガニック農法の歴史は化学合成資材が一般的に広く使用され始めた時期とほぼ一致する．短期間で多収量をもたらすことを可能とした化学肥料，病害虫対処に効果をあげた農薬という，当時画期的存在だった化学合成資材を多投し続けることによって出てきた環境や農産物への悪影響を危惧し，従来の化学合成資材に頼らず生態系を生かした農法を見直そうという運動から有機／オーガニック農法は始まった．

　本章では，有機認証が始まった経緯を含む有機農法の歴史，有機認証制度，有機検査員の役割などについて説明する．

　なお，本文で使用する用語のうち，「有機」と「オーガニック」は同じ意味で使用している．

12.1 有機認証の歴史

12.1.1 オーガニック／有機とは

　一言で説明するのは難しいが，従来，有機／オーガニック農法とは「化学的に作られた農薬や肥料に頼らないで，それらによって傷んだ土壌を堆肥などの有機物を活用することによって回復させ，土の従来持っている力を取り戻そう」という運動である．また，土に投入した農薬などが川，海をも汚染している状態を改善し，活力を取り戻した土壌で栽培された農産物を食することによって人間の健康も良くしていこうという動きである．

12.1.2 「オーガニック」の歴史

「オーガニック (organic)」という言葉が使われ始めたのは1940年代，イギリス人のA. ハワードがインドで「オーガニック栽培方法 (Organic Growing Methods)」という農法を確立して以来である．実際にその農法を最初に実践したのはアメリカ人のJ. I. ロデールで，アメリカ・ペンシルベニア州の試験農場でその農法を試み，それを土台に1942年に「オーガニック栽培と園芸 (Organic Farming and Gardening)」という雑誌を創刊し，世に「オーガニック」の名を知らしめた．

その後，1962年にはアメリカでレイチェル・カーソンが『沈黙の春』を出版し，日本においても1975年に有吉佐和子が『複合汚染』を出版し，化学物質投入型農業依存による環境と健康への危険性を訴えた．これら出版物の影響，そして農薬による生産者自らの身体および環境への影響の危惧などから，有機農業を始める生産者が出てきた．

12.1.3 オーガニック検査と認証の始まり

有機農業を始める生産者が増えてくるにつれて，生産者間で栽培方法や有機農法の解釈が異なり，皆が自らの農法こそが正当な有機栽培農法と主張するようになり，消費者および生産者に混乱をもたらすという現象が起こった．その結果，有機の正式ルール(「基準」)を作るべきであるという認識が高まってきた．

もともとオーガニック農産物の売買は消費者が直接生産者から購入するという形で欧米および日本でスタートした．オーガニック農産物の需要が高まるにつれ，流通システムを通してスーパーマーケットなどでオーガニック農産物が販売されるようになり，誰がどのように栽培しているのか分からない状態になった．そのような状況の中で，オーガニック農法できちんと栽培されていることを消費者に保証するための仕組みが必要となり，認証システムが発展してきたのである．消費者が全てを確認することはできないので，消費者に代わって検査員が「消費者の代

表」として検査をし，消費者にとって有機食品を信頼できるものとするというのが認証制度の目的である．こうして1970年代に，イギリスではSoil Association，アメリカではCCOF，Oregon Tilth，OGBAが認証業務を開始した．日本においても1980年代後半からオーガニック農産物および農産物加工食品がこれらの認定機関によって検査，認証され始めた．

日本においては1999年に日本農林規格（JAS：Japan Agricultural Standard）法が改正され，この中に有機農産物の検査認証制度の導入が盛り込まれた．この改正法は2000年6月より施行され，猶予期間を経て2001年の4月からすべてのオーガニック（有機）食品は，このJAS法により規制されることになり，有機やオーガニックの農産物とその農産物で出来た加工食品を，「有機○○」とか「オーガニック○○」と表示して店頭販売するためには認証取得が必須となった．これには，近年，有機農産物やそれらを原料とした加工食品が大きなブームとなったものの，国際的にも通用する有機農法で栽培されているものから，有機質肥料を使用しただけで「有機」と表示されて販売されるものまで，有機農産物の資質の内容が異なり，消費者に混乱を招いたという背景がある．

なお，オーガニック認証取得者だけが自らの農産物や農産物加工食品に「オーガニック」または「有機」と袋や箱に表示でき，そのように表示をする際には，図12.1に示すような有機JASマークを付す必要がある（注1）．

12.2 オーガニック検査・認証

12.2.1 JAS

JAS（日本農林規格）に適合していると判断された製品には，JASマークを付け

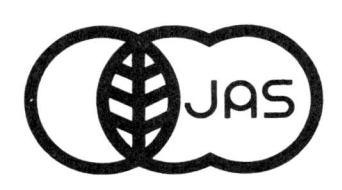

図12.1 有機JASマーク

ることができるが，JASマークには大きく分けて2種類あり，品質保証のJASと「作り方（生産方法）」保証の特定JASがある（注2）．有機食品は「作り方」保証の特定JASの部類に入っているが，「指定農林物資」になっているため，特定JASの中でも唯一強制力がある（注3）．

12.2.2 有機農産物および有機農産物加工食品

日本で販売する有機農産物と有機農産物加工食品については，JASの登録認定機関が，認定の技術的基準に基づいた生産活動をしているか，JAS規格に基づいて作られているかを判定する（認定機関の名称，認定の技術的基準，JAS規格の情報は，農林水産省のホームページ（http://www.maff.go.jp）で入手可能）．

有機農産物は，播種または定植前の2年以上（多年生作物は最初に収穫する前の3年以上）化学農薬および化学肥料を使用せず堆肥などで土作りをした圃場（ほじょう）で生産された農産物であり，JAS規格によると，「農業の自然循環機能の維持増進を図るため，化学的に合成された肥料及び農薬の使用を避けることを基本として，土壌の性質に由来する農地の生産力を発揮させるとともに，農業生産に由来する環境への負荷をできる限り低減した栽培管理方法を採用したほ場において生産された農産物」と定義されている．すなわち，土の力で作物を栽培し，化学合成肥料や農薬は基本的に避けることが盛り込まれている．

有機農産物加工食品は，有機農産物の原料を95％以上使い（水と塩以外の原料を100％とする．残りの5％以下のものも，禁止されているものは使用不可），その原料を使って製造加工する際，非有機のものとの混合や，薬品や化学洗剤などによる汚染を防ぎ，原料である有機の特殊性を維持したまま製造加工されたものである．

12.2.3 有機農産物および有機農産物加工食品の基本ルール

有機農産物および有機農産物加工食品に関する基本的なルールの一部

を以下に示す.

1. 化学合成された農薬とか肥料に頼らない
2. 健康な土づくりをする
3. 遺伝子組換えのものは用いない
4. 完熟堆肥を用い，生糞尿は用いない
5. 下水汚泥は用いない
6. 放射線照射は禁止
7. 有機以外のものからの汚染と混合を避ける
8. トレースできる（＝トレーサビリティ体制が確立している）
9. 毎年第三者が確認

12.2.4 認定の流れ

認定の仕組みを図11.2に示す.

申請から認定に至るまでの流れは以下のとおりである.

1. 認証を受けたい者（申請者）は認定機関を選ぶ.
2. 申請者は認定機関指定の申請書に記入し必要提出書類を提出する.
3. 認定機関は申請者より提出された申請書類を審査し（書類審査），その結果検査実施可能段階と判断した場合，検査員を派遣する.
4. 検査員は実地検査（聞き取り，実地検査，書類確認など）を行う.
5. 検査員は認定機関への検査報告書を提出する.
6. 認定機関は判定員に判定を依頼する.

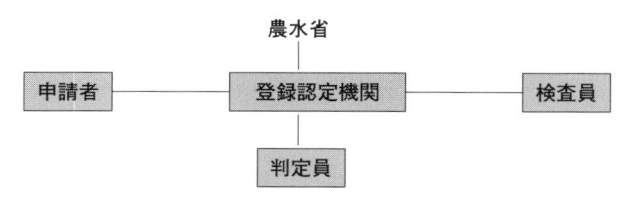

図11.2 認定のしくみ（JAS認定の例）

7. 認定機関は判定員による判定を受け，それを申請者に報告する．
8. 認定された場合，農産物・加工食品への表示が可能になる．

12.2.5 認定関係者
認定関係者の役割は下記のとおりである（上記図11.2を参照のこと）．
1) 申請者
生産行程管理者，小分け業者，製造業者，輸入業者等，自分の作物や食品または取扱商品に「オーガニック」または「有機」と表示して販売しようとしている者．申請者は，認定機関を選んで，認定機関から受け取った申請用紙に記入し，内部規程など，要求される書類を揃え，認定機関に提出して検査を受ける．申請者のうち，生産行程管理責任者（生産行程管理者の場合），小分け責任者（小分け業者の場合），品質管理責任者（製造業者の場合），受入保管責任者（輸入業者の場合），格付担当者（生産行程管理者および製造業者の場合），格付表示担当者（小分け業者および輸入業者の場合）等の担当者は，それぞれ，有機JAS規格の認定の技術的基準により規定されている資格要件を満たし，認定機関が指定する講習会を受講修了する必要がある．
2) 認定機関
申請者から提出された申請書を受理し，内容を確認し（書類審査），検査を受けられる状態にあるかどうかを判断する．検査を受けられる体制にあると判断した場合，検査を検査員に依頼し，検査員からの報告書を判定員に渡し，その結果で認定が可能か否かを申請者に報告する．
3) 検査員
認定機関から検査を依頼されて検査をする者．「消費者の代表」としての意識をもち，客観的に検査をし，検査後に検査で確認したことを報告書にまとめて認定機関に提出する．有機JAS検査の場合，農水省が提示している検査員の資格要件を満たさねばならない．検査員は登録認定機関に登録してはじめて検査を行うことができるが，複数の登録認定

機関に登録して検査を行う検査員と一つの登録認定機関のみに専属検査員として所属する検査員の二通りある．利害関係のある申請者の事案については検査できない．

4） 判 定 委 員

　検査員が提出した報告書を読み，認定できるかどうかを判断する者．検査員同様，農水省が提示する資格要件を満たさなければならない．

12.3　検査員の業務

12.3.1　検　　査

　実地検査は基本的に認定の基準および申請書類を参照しながら行う．生産者の検査では種苗から出荷に至るまで，製造業者，小分け業者，輸入業者では有機原料受入れから出荷に至るまで，有機規格に則って生産・加工・製造・取扱いが行われ，有機性が保持されたかどうかを確認する．

　例えば，生産行程管理者の検査では，実際の農作業の従事者および担当者へ種苗情報，土作り方法，栽培方法，全投入物情報，使用水，雑草管理方法，使用農機具，収穫方法，調製方法，包装・出荷方法，有機情報やJASマークの表示方法を含む表示方法，格付（注4）を含む確認方法などの聞き取りを行い，作業記録などの確認をする．

　その後，申請者と圃場へ行き，周りの状況（農薬飛散を含む外部からの汚染の可能性の確認），土や作物の状態，雑草管理状態，使用機具状態および清掃状態，収穫コンテナ，調製・包装・一時保管場所などの確認をする．

　製造業者や小分け業者の検査では有機品として出荷する品目を確認し，それを加工製造するために使用する有機原料が規格に見合った有機JAS原料であり，また使用量が適切かをまず確認する．例えば，有機納豆を作っている製造業者の検査の時は，原料となる有機認証大豆の購入

手配ができており，実際購入されているかを確認する．オーガニック認証原料が最低95％使用されており，そして残りの5％以下の副原料などや添加物，加工助剤などにも禁止物質や遺伝子組換え品などが使用されていないことの徹底確認，加工製造上で非有機品の混合や化学物質などによる汚染を防ぐための対策方法の確認を行う．一時保管場所を含む有機品が関係する全ての保管場所の確認も行い，記録による確認を実施する．また，工場においても従業員が有機について理解しているか，適切に教育指導されているかが有機性を一貫して保持した状態で製造するにあたって重要な事項となる（注5）．

12.3.2　オーガニック検査員の業務の流れ

生産行程管理者（生産者）の検査の場合の業務の流れを以下に示す．
1. 認定機関から検査の仕事の連絡を受ける．
2. 申請者の申請書が認定機関から送られてきたら，それを読んで，どういう状態なのか，どこに問題があるかを考える．
3. 申請者に電話をして検査の日を決める（申請者自身およびまたは実質担当者が検査日に立ち会う必要がある）．
4. 検査日は検査に必要なものを持ってでかける．
5. 申請者に，申請書に記載されている内容について聞くと同時に有機の規格を理解しているかどうかを確認する．
6. 申請者の圃場，農作業で使用される機械や道具類，使用資材置き場，調製場所，農産物保管場所，包装場所を見る．
7. 記録を見て，作物がどの圃場から収穫されたものか分かるようになっているかを確認する．
8. 家に帰って，検査報告書を書いて認定機関に送る．

12.3.3　「検査時に持参するもの」の例

検査に当たっては以下の用具を準備しておいた方が便利である．

- 巻尺（8～10m くらいのもの）—隣接地との距離を測ったりするため．
- 磁石—方角確認のため．
- クリップボード—圃場図，ノートなどをはさみ，圃場でメモ書きするため．
- 紐付きペン—落とすことなくいつでも使えるように．
- 懐中電灯—暗いところでも見えるように．
- 帽子—暑かったり，寒かったりする時のために．日差しよけにも．
- シャベル—場合によってシャベルで土を掘り，土の状態をチェック．
- 新しい軍手—草を抜いたり，土の状態を確認したりするときのため．
- 着替え—田んぼなどですべって服が汚れたとき用．
- カメラ—畑や田んぼの状態，作物の状態などの撮影のため．ただし，撮影の際は申請者に許可を得る必要あり．
- 携帯電話—緊急時に便利．特に畑にいて，近くに電話がない時！
- 名刺—申請者への自己紹介のため．
- 文房具—ペン，定規，エンピツ，消しゴム，ホッチキス，クリップ，付せん，はさみ，計算機など．
- 印鑑—検査終了時に確認内容を記載（訪問口述書）し，その用紙に押印する場合に必要．
- ノートパソコン—帰途，検査報告書を書くときのため．
- 水筒—のどがかわいたときのため．
- スナックなど—空腹で近くに食料品店などがない場合のため．

12.3.4 オーガニック検査員の役目

　オーガニック検査員は前述のように「消費者の代表」として消費者に代わって生産現場などを確認してくる必要がある．第三者の立場を守って客観的に検査をすることで，結果的に有機規格を守って生産している

者が評価されることにもなる．検査は原則として1年に一度であり，いかに短時間で数多くの必要事項を検査対象者（＝申請者）に余分な疲れを与えず確認をするか，ということが検査技術の重要な項目の一つでもある．そのためには，有機規格をしっかり理解し，申請書類なども前もって内容を把握し，検査品目に関する知識も備えておく必要がある．また検査後の報告書は判定員および第三者にわかりやすいよう重要項目を簡潔かつ客観的に記載する必要がある．

検査員として活動する際の最重要ポイントとして以下の諸点を挙げることができる．

- 検査員としてのわきまえを持つ（プロ意識，態度，守秘義務，公平な判断）．
- 検査先とは利害関係を持たないこと．
- 検査技術の習得．
- 検査内容に関する知識（関連する規格や法律，検査対象品に関する知識など）の習得．
- コミュニケーション力の向上（分かりやすい言葉での簡潔な質問（5W1H），報告）．
- 環境意識を持ち自ら有機の物を消費し，有機食品を広める意識をもつこと．

最後に筆者が有機食品検査指導検討委員として有機農産物および農産物加工食品規格を検討していた際，当時の日・欧・米・オセアニアの現役検査員にアンケートを取って得た検査員の特徴についての結果を紹介しよう．

(1) オーガニックの検査員に学歴は関係ない．
(2) 環境保全意識が強く，それに対して日常的に何かできることをしている．
(3) 農学部を専攻した検査員は全体の30％で，大学の専攻として目

立ったのは，政治学，工学，昆虫学，社会学，教育学，地理学，生物学，森林学だった．

(4) オーガニック検査員のみを職業として生活できている検査員は全体の30％で，ほとんどが生産者や教師として働くかたわら検査を実施している．

【注】

（注1） 執筆時点において畜産物，水産物，酒類，繊維（オーガニック・コットン）などは，上記のJASの有機認証制度の対象外であり，酒類は国税庁の管轄で，国税庁の有機酒類表示基準に従い，有機酒類には「有機農産物加工酒類」と記載することになっている．有機畜産物および有機畜産飼料規格は今年中に施行される予定である．

（注2） JASに関する情報は社団法人 日本農林規格協会（JAS協会）のサイトを参照のこと．http://www.jasnet.or.jp/rule/index

（注3） 強制力があるということは，「有機○○」および「オーガニック○○」と表示する際，農水省に登録されている認定機関によって検査認証を受けなければならず，また有機JASマークも貼付しなければならないということである．

（注4） 有機JASにおいては，全ての有機農産物および農産物加工食品は申請者による有機JAS規格に則って作られた格付規程に基づき，格付担当者によって格付されてからでないと（格付=有機JAS規格に適合して生産および製造加工され取り扱われたと格付担当者が確認すること），有機として出荷をしてはならない．なお，「有機JAS品」と格付できるのは生産行程管理者と製造業者であり，「有機JAS品」と格付されて出荷されたものを単に小分けしたり詰め替えしたりする小分け業者および輸入業者は格付表示をし直すだけなので，格付表示担当者によって有機JAS品が有機JAS規格に則って適切に取扱いされたかどうかが確認されて始めて「有機JAS品」として出荷される．

（注5） 検査確認内容の詳細はNPO日本オーガニック検査員協会（JOIA）発行のオーガニック検査マニュアルおよびオーガニック検査ブックレット・シリーズを参照のこと．

参考文献 (5)～8)はオーガニック検査に関する推薦文献)

1) 水野葉子:水野葉子のオーガニックノート,星の環会(2000)
2) 水野葉子:オーガニックのはなし,星の環会(2002)
3) JOIA ホームページ　http://www.ops.dti.ne.jp/~joia
5) オーガニック検査マニュアル2001,NPO法人日本オーガニック検査員協会(2001)
6) JAS 有機生産行程管理者 BOOK,NPO法人日本オーガニック検査員協会(2000)
7) JAS 有機製造・小分け BOOK,NPO法人日本オーガニック検査員協会(2000)
8) オーガニック検査ブックレット・シリーズ 1-16,NPO法人日本オーガニック検査員協会(2001～2004)

〈付　録〉

オーガニック検査員素質度チェックテスト(児童用)『オーガニックのはなし』より
30問のうち,どれだけ○をつけられるでしょう.

1. 誰かが悪いことをしていたら見てみぬふりできない
2. 外出するのは好きなほう
3. 初めて会った人とでも気軽に話ができる
4. 性格はどちらかというと明るいほうだと思う
5. 外に出たら電車の中でついいろいろと観察をしている
6. 1年前に行った場所に行くと,1年前の光景をくっきり思い出す
7. いろいろなことに興味をすぐもつほうだと思う
8. 家で一日中一人でじっと作文や日記とか書いていれる
9. アウトドアが好き
10. 秘密は守れるほう
11. 思っていることが顔に出ないほう
12. 聞いたことをよく覚えているほう
13. 話の聞き上手だと思う

〈付　録〉

14. 話す時は相手の目を見て話す
15. 国語はいつもよくできる
16. 理科も好きだ
17. 食料品を買いに行くのが好きだ
18. 食べものには興味があるほうだ
19. 昨日何を食べたか覚えている
20. 給食のこんだてが気になる
21. 料理をするのが好き
22. 草花の栽培に関心がある
23. 草花の名前を10以上は知っている
24. 昆虫が好き
25. 土いじりは嫌じゃない
26. 自分で自分の食べる野菜とか作ってみたいと思う
27. 有機農業ってなんだか知っている
28. 環境のことに興味があって何かしている
29. ゴミを分別して出している
30. 体力には自信がある

○が25〜30あった人：優秀！　素質大有り！　これからもがんばって農業のこととか食べもののこととか勉強しましょう．
○が15〜24あった人：今の状態でもオーガニック検査員になる素質はあります．○の数を増やせるようにがんばって！
○が6〜14あった人：まずは自分は何が得意で，何が好きで，何をしたいかじっくり考えてみましょう．それでその中で自分の才能を活かしましょう．
○が1〜5あった人：今の状態じゃまずいけれど，本当に検査員になろうと思えばまだまだこれから時間をかけてがんばれば可能性はあります．

1.から12.までが全部かほとんど○だった人は，性格的にもともとオーガ

ニック検査員向きかも．しっかり知識をつけましょう．

　オーガニック検査員の仕事に興味をもったのに，あまり点数がよくなかったとしても心配しないで！　少しでも○の数が増えるようにがんばってください．検査の方法とかは学べるけれど，オーガニック検査員にとって一番重要なのは，何といっても地球の環境を思う気持ち．それから誰とでも話せて，そして読む人に状況が伝わるような文章を書けるようにすること．農業のことや食べ物のこともしっかり勉強しておくと助かります．

（水野葉子）

13. ビジュアル型 GAP システムの導入

13.1 ビジュアル型 GAP システムとは

　本章では農産規範基準研究会が 2004 年度トレーサビリティ実証事業として行ったビジュアル型適正農業規範（GAP: Good Agricultural Pracices）の仕組みと実践結果について紹介する（注）．

　農産規範基準研究会は農産物の生産から消費に至る過程の規範・基準を研究開発し，その実践と普及・啓発活動を通して，日本農業の振興および生活者の福祉向上に貢献することを目的に作られた組織であり，構成メンバーにはスーパーマーケット・イオンの他にも多くの生産者団体，市場関係企業が含まれている．

　農産規範基準研究会が提案したのは，農産物基準（農産物安全基準，同品質基準，同環境基準，同栽培区分基準，同表示基準，同商品化基準，社会的責任基準）の開発と，GAP の具体的で普及可能な規範の開発，IT の活用による農場から食卓までのデータ管理システムの構築，情報の共有化とルールに基づいた取引の実現，検証システムの開発と検査マニュアルの作成，第三者監査システムの開発導入，システムの普及，システム導入の前提となるオリエンテーションなど教育活動の八つの要素からなる総合的なシステムである．ここでは GAP 普及のための工夫であるビジュアル型 GAP を中心に紹介する．ビジュアル型 GAP は GAP に画像を取り入れビジュアル化することによって分かりやすさを向上させ，誰もが容易に導入できるようにして，GAP 普及に弾みを付けることを目指したシステムである．今回の実験は全国各地 81 生産者団体の参加協力を

得て行われた．

（注） 農林水産省平成 16 年度「食品トレーサビリティシステム」開発・実証事業において農産規範基準研究会の「農場から食卓に至る農産物の食品危害を最小にする適正規範とデータ管理システム開発・実証」計画が採択され，年度内に実証実験が行われ，2005 年 3 月には報告書（参考文献 1)) が提出された．

13.2 ビジュアル型 GAP の仕組みと狙い

13.2.1 ビジュアル型 GAP の仕組み

農場から食卓に至る過程における農産物の食の安全危害を最小にすること，これが適正規範導入の目的である．したがって，規範は生産段階だけでなく，流通，小売，消費の各段階にも適用されなければならないことはもちろんであるが，ここでは，生産段階（GAP）に焦点を絞って紹介する．文字の規範ではなく，ビジュアル型規範としたことの狙いは，分りやすい，誰もができる，導入しやすい，標準化（実現レベル，監査レベル）できる，推進のスピードアップを図ることができる，の諸点にある．

まずビジュアル型 GAP 規範が作成された．ビジュアル型 GAP 規範には生産段階で人・組織，病虫害管理，収穫管理など 13 の規範項目が含まれる．

以下，人・組織に関する具体的な規範を紹介する．

人・組織に関する規範は，六つの規範とその規範を満たす実現基準 17 項目で構成される．

規範 1 　適正生産規範の目指す内容を理解し実現を目指す．
　　　　　・実現基準 3 項目
規範 2 　ISO 9001/HACCP の視点を有する管理体制構築を目指す．

13.2 ビジュアル型 GAP の仕組みと狙い

　　　　・実現基準 4 項目
規範 3　法及び会則等で定められた規約・ルールを遵守する．
　　　　・実現基準 2 項目
規範 4　農産物安全基準を遵守する．
　　　　・実現基準 3 項目
規範 5　品質目標と達成に向けた具体策があり，実現に向けて行動している．
　　　　・実現基準 2 項目
規範 6　栽培区分基準を遵守する．
　　　　・実現基準項目 3

次に，規範 1 と 2 について具体的に紹介する（図 13.1，図 13.2）．

図 13.1 のように，ビジュアル規範では，適正規範の目指す内容を理解するための手順が写真で具体的に示されている．図 13.2 では，組織として決められた基準の管理，年 1 回以上内部監査を受けることや，監査結果による改善の実践，その記録が管理されているかなどを，逐一，模範状況として示されている画像と比較しながらチェックできる仕組みとなっていることが分かる．

通常は，規範・基準は文字で示される．人・組織に関する規範の例を以下に示す．

・規範 1-1-1　適正農業規範の目指す内容①〜⑦を理解し実現努力がなされている
　①　農産物及び農産加工品の品質と安全を確保しお客様の食生活に貢献します（第三者検査，監査の導入をいたします）
　②　トレーサビリティを確保し安心な商品をお届けします
　③　お客様の声を商品に迅速に活かします
　④　環境負荷を低減し自然や生態系の保全に努め，地域の自然を活かす農

1 人・組織 ── 1. 人・組織に求める内容

規範
1. 適正生産規範の目指す内容を理解し実現を目指す．

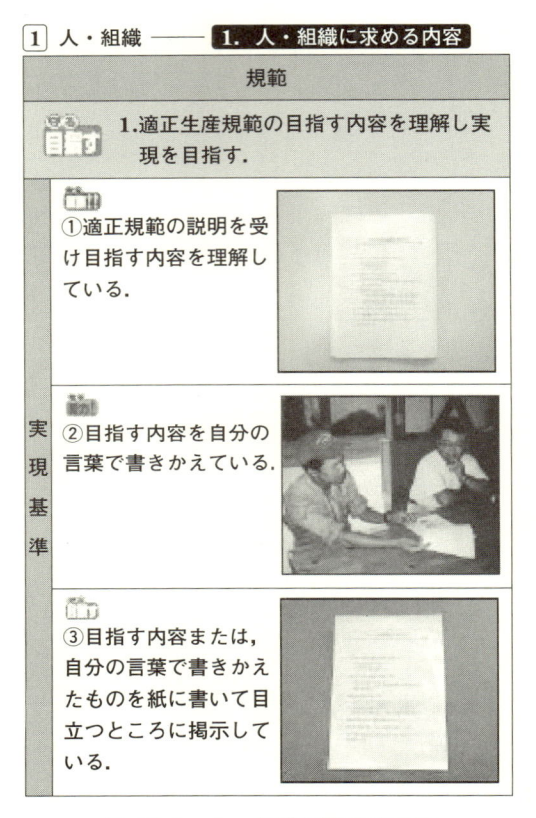

実現基準

① 適正規範の説明を受け目指す内容を理解している．

② 目指す内容を自分の言葉で書きかえている．

③ 目指す内容または，自分の言葉で書きかえたものを紙に書いて目立つところに掲示している．

図 13.1　人・組織に関する規範

　業の実践を目指します
⑤　化学資材（農薬・肥料など）の使用を低減します
⑥　リターナブルコンテナの積極的活用，包装・農業資材の効率活用を進めます
⑦　お客様と生産者と流通の方々とのパートナーシップをもって公正な社会を目指します
・規範 1-1-2　ISO 9001/HACCP の視点を有する管理体制を構築する
　上記①～⑦を内包する農業取組姿勢が明文化されている
　管理組織体制が図式化され職責が明確になっている

13.2 ビジュアル型 GAP の仕組みと狙い　　**187**

規範
2.ISO9001／HACCP の視点を有する管理体制構築を目指す．

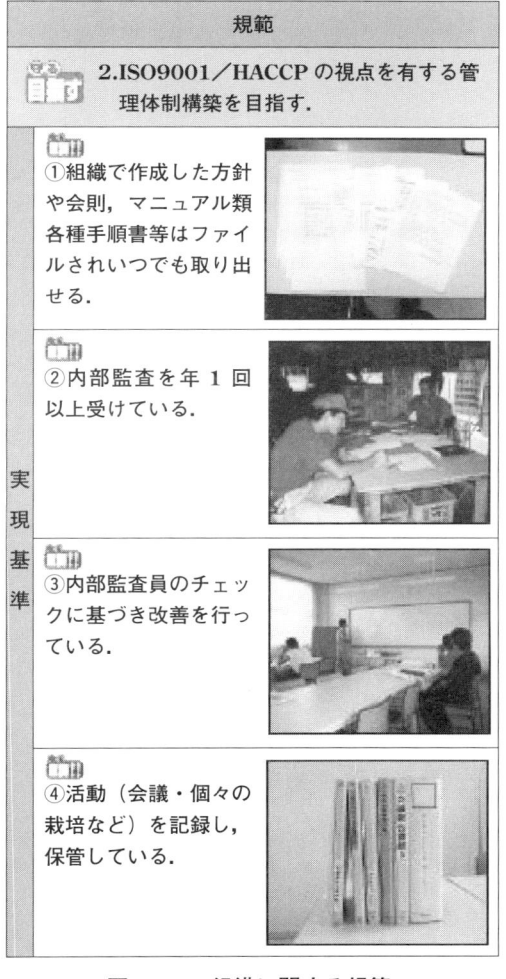

実現基準

① 組織で作成した方針や会則，マニュアル類各種手順書等はファイルされいつでも取り出せる．

② 内部監査を年 1 回以上受けている．

③ 内部監査員のチェックに基づき改善を行っている．

④ 活動（会議・個々の栽培など）を記録し，保管している．

図 13.2　組織に関する規範

　規範を達成する各種規定，マニュアルが開発保持されている
　規範達成のチェックリストで評価を行い改善行動に結びつけている
　計画・記録の作成と保管がマニュアル通りに実施されている
　教育・訓練，監査の実施が改善行動に結びつけられている
・規範 1-1-3　農産物安全基準を遵守する

農産物安全基準が作物毎に文書で明確にされている
・規範 1-1-4　法および会則等で決めた規約・ルールを遵守している
最新の会員名簿が作成され宣誓書がある
関係諸法規がファイルされ，全員が閲覧できる
教育担当者が決められ，教育の記録（巡回指導記録での代替も可）がある

文章で書かれた規範・基準と，図 13.1，図 13.2 に示したビジュアル型 GAP による規範・基準とを比較することによって，ビジュアル化したことの効果は手に取るように分かるであろう．

ビジュアル型 GAP システムにおける情報登録・チェックの流れは以下のとおりである．

① 携帯電話によるデータ登録，農薬等データベースによる生産者等登録データのチェック
② 進捗度・実現度の確認
③ 生産管理者等による内部監査

以下順番に実験内容と結果について紹介する．

13.2.2　携帯電話活用による正確なデータ登録とリアルタイム生産データの登録システム

今回の実験で目指したのは，先述のように，誰もが参画可能な公共性の高いオープンシステムの構築，参画者の事業に貢献するシステムの構築と有用性の実証である．このために，下記の視点に重点を置いた仕組みが考えられた．

・誰もが参加できる
・誰もが容易に登録可能な文字登録の少ない選択，読み取りなど登録方式
・農薬等データベースの構築による生産者の登録データのチェックシステムによる正確なデータの収集，保持

13.2 ビジュアル型 GAP の仕組みと狙い

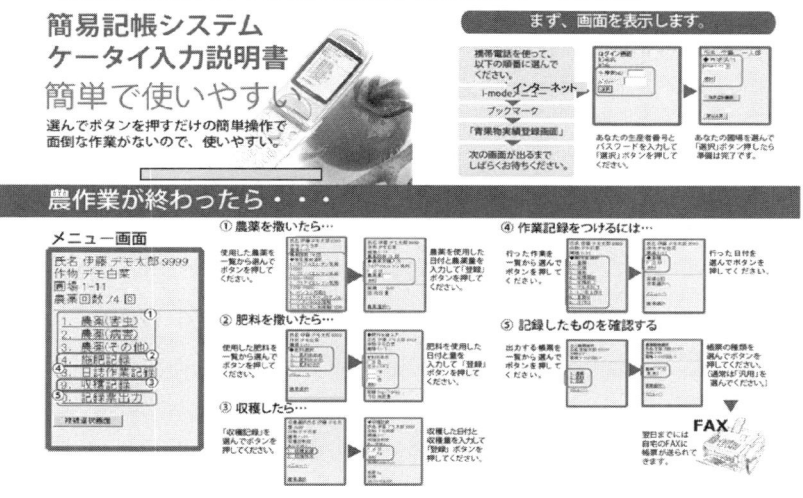

図 13.3 ビジュアル型 GAP 登録画面

・圃場など現場で登録可能なリアルタイム登録
・誰もが参画可能なコスト
・参画者のデータバンク

　栽培計画（施肥・防除）の登録に，携帯電話のガイダンスに従って入力する生産データ登録方式を取ったことによって，栽培計画の登録と計画に基づく実績管理を容易に行うことができるようになった（図13.3）．例えば，携帯電話には，栽培計画に基づいたガイダンスが表示され，これに従って入力すると正確にデータが登録できるようになっている．図には，i-mode メニュー画面からインターネットに接続すると現れる記帳システムメニュー画面が示されている．メニュー画面の選択肢には，農薬（害虫），農薬（病害），農薬（その他），施肥記録，日誌作業記録，収穫記録，記録表出力があり，それぞれの作業を行うごとに画面の指示に従って入力していけば，従来紙ベースで行われていた作業記録が自動的に，容易に出来上がることが示されている．

入力した情報は自宅の FAX などから取り出すことができる．携帯電話の特徴は，圃場など作業現場で，リアルタイム登録ができることである．なお，携帯電話の電波が届いていない所でも作業ができるよう，携帯電話に一旦データを蓄えておいて，後に電波のあるところからセンターのデータベースに格納できるような仕組みになっている．

13.2.3 農薬等データベースの利用

農薬等データベースには，農薬取締法により登録されている情報がすべて登録，保持されており，農薬登録番号，農薬資材名（商品名），農薬の種類，用途，剤型，会社名，有効成分，登録有効日，適応作物また，有効成分ごとに，含量，毒劇区分，魚毒区分，化学合成/天然，作物ごとの上限使用回数，適応作物ごとの，適応病害虫，使用基準（上限回数，使用時期，希釈倍率など）のデータが管理されている．農薬データは，月2回更新される．農薬登録時には，携帯画面にチェック項目が表示される仕組みになっている（図13.4）．

生産データの登録にあたっては，現在の圃場の農薬散布回数などの圃場の状態をリアルタイムに確認でき，農薬等データベースによって生産者が登録したデータのチェックをリアルタイムで実施できる．なお，使うと基準外になる農薬や，栽培計画時には失効していなかったが，栽培中に失効してしまった農薬を区別して表示したりするなど，実際に生産者の意見を反映させ，現場での使い勝手を考慮したシステムとなっている．さらに，失効農薬や使用時期が外れた農薬については欄外へその旨表示されるばかりでなく，成分別散布回数，農薬散布回数が基準回数を超えないように警告が欄外に表示される．

生産者が登録したデータは，農薬等データベースで自動チェックされるばかりではなく，生産管理者もパソコン画面でチェック，管理できるようになっている．携帯電話で登録したデータ，記帳結果は，生産者が選択する任意の様式で FAX やパソコン，プリンタなどでいつでも取り

13.2 ビジュアル型 GAP の仕組みと狙い

携帯電話等 IT 活用による生産データの登録
■農薬等データベースによる生産者登録データの自動チェック

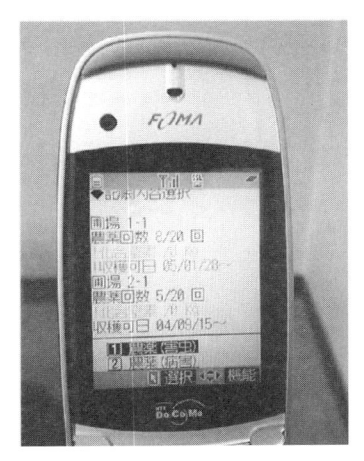

登録する時，現在の状況が確認できます．
農薬散布の総回数，
化合窒素の総散布量，
農薬散布日から算出された収穫可能日
が表示されます．

登録するとデータがチェックされます

失効の有無
農薬毎の使用回数
有効成分毎の使用回数
使用量，希釈倍率
収穫可能日

図 13.4 農薬データによるチェック

出すことができるが，栽培実績に加えて，日照時間や降雨量，積算温度などの気象情報を自動的に付加して日誌形式で取り出すこともできる．

13.2.4 ネットワーク型ビジュアル規範進捗，監査支援システム

ビジュアル型 GAP システムは実際に情報を入力する生産者と，生産者が入力した情報をチェックする JA など生産者組織の生産管理者との協同によって機能する．生産者が登録した情報を管理者がチェックすることによって内部監査が可能な仕組みとなっているのである．

今回実証したシステムは，従来の企業監査とは異なり，多数の小規模生産者にも対応した，低コストで頻度良く実施できる監査支援システムである．あるべき姿と現状を画像で示すことによって分かりやすくビジュアルに比較できるようにし，内部監査や外部監査業務を支援することができるように考えられている．またネットワークにより全国各地の参加者・参加団体での進捗状況を瞬時に確認することができるように作ら

れており，生産者は進捗度確認画面で自分の進捗度を確認すること，また全体の進捗度を確認し自分の取り組みが進んでいるのか，遅れているのかを知ることができ，取り組みに対する励みにもなるように設計されている（図 13.5，図 13.6）．

生産管理者は，生産者の圃場ごとの登録結果，圃場の状況が色分けされて表示されるので，表示された色に合わせた管理をすることで，安全な作業を指導できる．また，このデータは内部監査員による監査ばかりではなく，外部監査員による監査にもそのまま利用できる．

13.3　実験結果のまとめ

13.3.1　成　　果
1）　実証実験で確認できたこと

実証実験の結果以下の諸点が確認された．今回の実験では GAP について全国から 81 生産組織の参画があり，導入・実証できた．文字の規範と比較し，ビジュアル規範が確実に評価され，データ化の進展を促していることが明らかになった．多くの経営組織体は確実に理解して運用しているが，理解には個人差，組織差があることも明らかになった．携帯電話によるデータ登録および管理画面は，計画どおり有用性を実証できた．携帯電話で正確に，間違いのない登録ができることが確認でき，中でもデータのチェックシステムは，計画どおり機能し，生産者，管理者から高い評価を得た．生産者が，携帯の操作に慣れるにつれ，評価が高まっていることも分かった．さらに導入に関わった各段階での農産物・食の安全への取り組みの進展および関心の高まりなど，意識の変化が見られたことも成果として挙げて構わないであろう．全国の生産者・生産者団体の規範に対する取り組み結果がビジュアルデータとして確認でき，良い事例は，データの共有化を通じて他組織へと水平展開する可能性がある．また，生産管理者にとっては，生産者が自ら情報を登録す

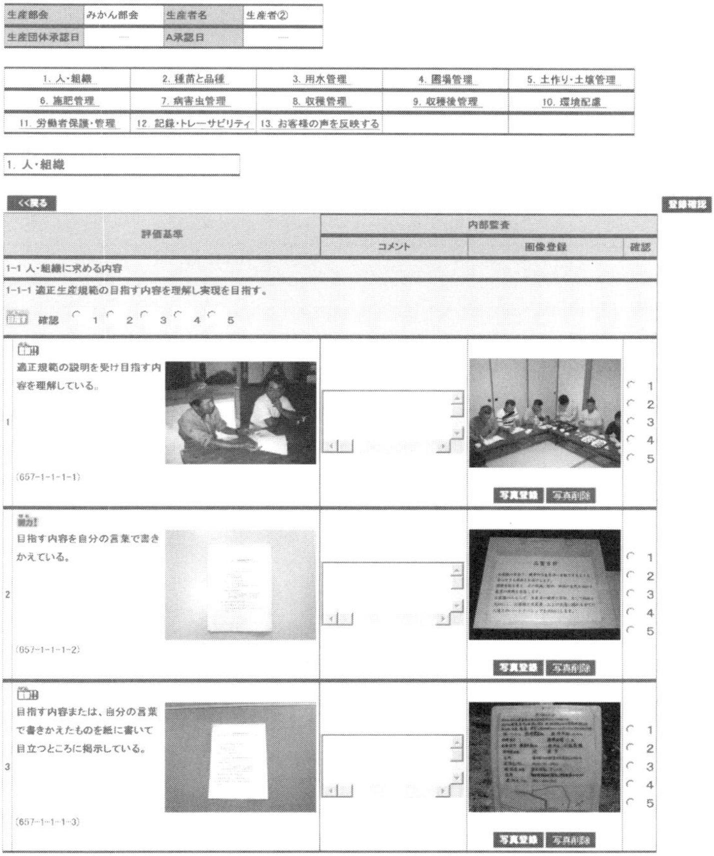

13.3　実験結果のまとめ　　193

図 13.5　個人の進捗度確認画面

ることで，時間の余裕ができ，生産者とのコミュニケーションが良くなってきたこと，生産管理者と生産者とのコミュニケーションを通じてGAPに対する理解，普及が進展し，携帯電話を活用する生産者が増えていることも成果の一つと言える．内部監査，外部監査への活用については，実証期間の関係もあり残念ながらまだ評価できる段階にはない．さらに，ITを活用することが，事業活動の効率化など生産活動に資することにつながると積極的な，前向きの生産者が増えていることも明ら

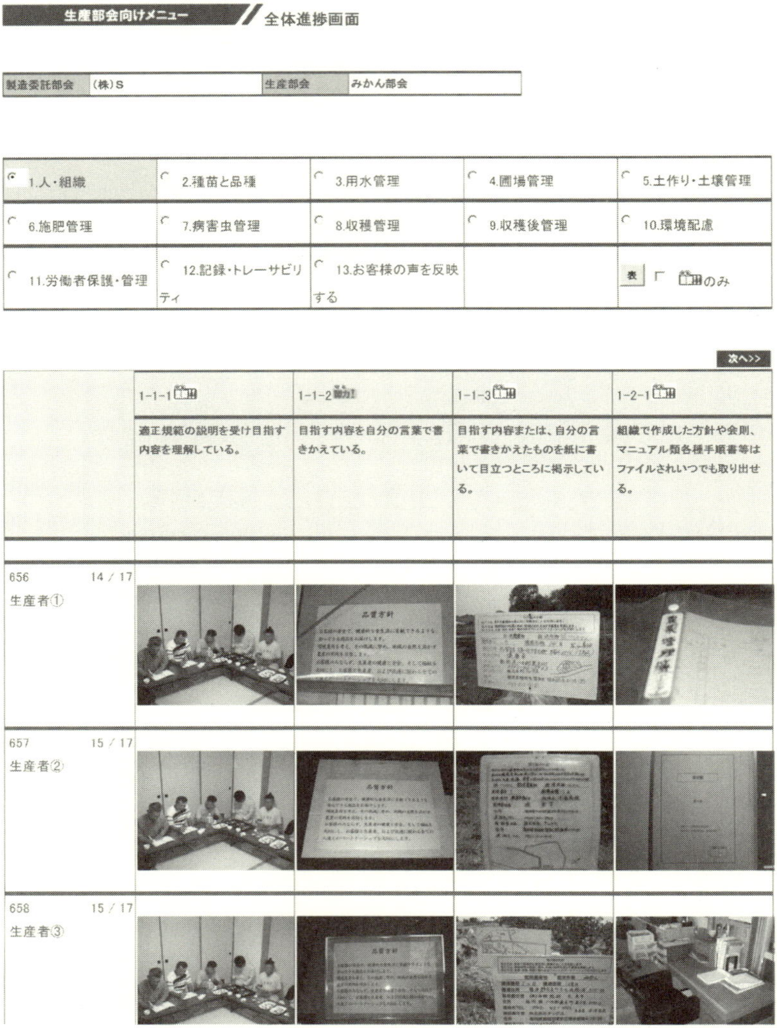

194　　　　　13.　ビジュアル型 GAP システムの導入

生産部会向けメニュー		全体進捗画面		

製造委託部会	(株)S	生産部会	みかん部会

○ 1.人・組織	○ 2.種苗と品種	○ 3.用水管理	○ 4.圃場管理	○ 5.土作り・土壌管理
○ 6.施肥管理	○ 7.病害虫管理	○ 8.収穫管理	○ 9.収穫後管理	○ 10.環境配慮
○ 11.労働者保護・管理	12.記録・トレーサビリティ	13.お客様の声を反映する		表□ 用のみ

	1-1-1 用	1-1-2 動力	1-1-3 用	1-2-1 用
	適正規範の説明を受け目指す内容を理解している。	目指す内容を自分の言葉で書きかえている。	目指す内容または、自分の言葉で書きかえたものを紙に書いて目立つところに掲示している。	組織で作成した方針や会則、マニュアル類各種手順書等はファイルされいつでも取り出せる。
656　14/17 生産者①				
657　15/17 生産者②				
658　15/17 生産者③				

次へ >>

図 13.6　全体進捗度確認画面①

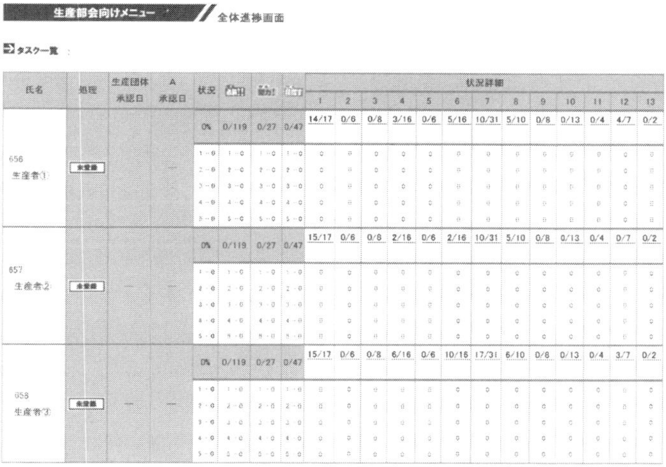

図 13.6　全体進捗度確認画面②

かになった．

2) アンケートに対する生産者の回答

　実験参加者に対して行ったアンケートには，生産者からいろいろな答えが返ってきた．その内の幾つかを紹介する．

　GAP については，「実践した結果，要求されていることはアタリマエのことで難しいことではないことが分かった」，「安全をどのように確保するのか適正規範はそのきっかけになった．最後までやり遂げたい」，「テレビ，マスコミなどに取り上げられることにより，自信が持てるようになった．圃場周りがきれいになった．今まで，農薬の保管庫を持たなかったが導入して良かった」，「生産資材を購入するのに契約書を締結することが大事だということが理解できた」，「取水源は，今まで，意識したことがなかった」，「安全に対する意識が変わった」，「勉強になっている．良いことだと思う」，「進んでいる生産者を見学したが参考になった」，「良い例を見ることで，改善が容易になる」，「良く実践をしている現場をみたい」など，GAP を導入することによって新たに多くのことに気付いたことをうかがわせる答えが返ってきた．

栽培情報の登録については,「間違いがなくなった」,「非常に楽になっている」,「意外と,携帯の字は読みやすかった」,「圃場で入力できる」,「長く使い続けて慣れれば問題がない」,「覚えれば,管理は楽になるかも」,「紙へ記帳していた時に比べて記帳時間を短縮できた」,「入力方法を一度覚えれば複雑な操作を必要としないので非常に効率が良い」,「肥料・防除の基準が一覧表の形で確認できるので分かりやすい(回数・種類・量)」,「圃場ごとの栽培履歴が一目でわかる」,「栽培実績の管理が簡素化された」,「成分回数のチェックは非常に良い」,「農薬回数,収穫可能日表示は参考になる」,「入力したデータが生産日誌としてFAXで引き出せるのでよい.その時,気象データがついてくるので次期作の参考になる」,「入力したデータをFAXにて出力する際の所要時間が短い」など,ビジュアル型で携帯電話から入力できることへの肯定的答えが多かった.

3) アンケートに対する生産管理者の回答

また,生産管理者からは以下のような回答があった.GAPについては,「ビジュアルになったことにより説明がしやすくなった」,「生産者によっては,積極的に受け入れている」,「規範の内容は,普通に,あたりまえに,しなければならないことで,できそうだ」,「具体的にどのように進めるか困っていたので,規範は,タイミングが良かった」,「短期間であったが,一通り画像の貼り付けが済んだ生産者がでてきた.これを参考に順次貼り付けをすすめる」,「GAP,携帯入力など,皆,生産者は,必死でがんばっていることを理解して欲しい」,「GAP進行具合が画像・画面で確認できるので非常に見やすく,管理しやすいと思います」,「取り組みの内容などを全員が確認できた」,「生産者とのコミュニケーションが以前より良くなった」,「皆で話し合うことで,これまでと比べ意識が変化し,前向きの姿勢が見られる」,「良い事例が出来つつあり,良い事例を水平的に展開する」,「生産者が,参考事例や,進んでいる生産者を見学したいと前向きになっている」など,生産者の変化が確

13.3 実験結果のまとめ

認できたこと，生産管理者の作業効率化にも有効なことが示されている．

栽培記録の登録については，「書類ごとのミスがほぼゼロに」，「栽培実績の管理が簡素化された」，「作物別の適用が確認でき，安心して散布できる」，「リアルタイムで履歴を把握できるようになってきている．期待できる」，「非常に楽になっている」，「今のところ必要最小限しか入力していません．将来次期作への指針の参考になるような記録つけをしていきたいと思います」，「生産者自身の PC, 携帯電話からの入力により省力化が出来つつあります」，「利用以前と比べ記帳確認の時間を短縮できた」，「各書類の項目が連動しているのでエクセル入力のように書類別に同じ項目でも何度も入力しないですむ」，「今までは，生産者からの手書き記録を入力していたが，このことがなくなり，生産現場に行く時間が増えた．このことにより，コミュニケーションが良くなった」，「従来は，紙での生産履歴提出だったが，これがなくなり手間と紙が削減できている」，「失効農薬の報告も画面で受けるため，対応，連絡を迅速に行うことが可能」，「携帯電話のガイダンスに従って入力する方法で正確にデータ登録ができ，成分回数や収穫日のチェックが自動的に行われるので営農支援として大いに役立つ」，「各生産者の登録，農薬使用状況がよく把握できる」，「IT の活用の必要性が理解でき，その良さが実感できる．農の現場でこのようなことができると想像できなかった」，「今後，慣行を含む全作付に生かしたい」，「多くの生産者が興味を持つと共に，携帯での入力を開始した生産者がいた」，「地域性，生産者の年齢構成からして，実践は無理と予想していたが，説明会および個別巡回指導を重ねている内に実践するようになった」，「高齢生産者も何とかやろうと努力しており若い生産者の刺激になっている」，「巡回指導を重ねている内に携帯電話入力実践者が増えている」，「POP などが確実に作成でき販売支援に役立つ」などの回答が得られている．

13.3.2 課題と問題点

上記のアンケートでは，同時に以下に示すような問題点も挙げられている．

1) 問 題 点

規範の要求する内容が生産者にとって分かりにくい面があったようで，生産者，組織による理解，実践のばらつきが見られたことから，生産者の意見を取り入れることも必要になるであろう．普及体制の構築については，内容を理解している生産者もいるが，全生産者に浸透するにはまだ時間がかかり，これには，まず，生産管理者・流通業者などのすべての関係者がGAPについて指導できる体制を整え，普及啓発する必要性があることが明らかになった．

また，実証期間が短かったことの影響もあると思われるが，規範実現度のデータ登録に関し以下のような対応が必要と思われた．ビジュアルのみでなく，文字での登録を可能にし，コメント欄を付加する必要があること，複数のデータの登録ができるようにして魅力を高める必要があること，規範に対し，独自に工夫した実現度の登録ができるようにし，生産者の努力・工夫の余地を残すこと，さらに，農業の現状を考えると，高齢者の間には未だに携帯電話などに対するITアレルギーが存在することから，生産現場の現状を十分理解することがシステム構築の前提であり，より見やすい，操作がしやすいなど高齢者の誰もが対応可能な高齢者向けITツール・登録機器の開発が是非とも必要であることなどの諸点である．

監査への活用については，今回は時間の関係で十分活用されるまでには至らず，現状では，残念ながら評価できなかった．生産者，管理者の理解をうる普及活動が重要であり，コスト対効果，生産者メリットを明確にすることが必要である．また，農薬データ等システムの信頼性の確保が前提となることが明らかとなった．

問題点や課題に関するアンケートに寄せられた生産者・生産管理者の

13.3 実験結果のまとめ

声を以下に示す．

2) 生産者の意見

　生産者からは「消費者はここまで生産情報を要求しているのですか」，「高齢者にはできない」，「データ使用料金が高い，月極などにならないか」，「本来の目標である食味の向上，品質管理を最優先し，限られた期間での栽培管理を行っているため時間がない」，「当該他産地との違いがわかる販売取り組みを要望」，「非常に楽になったが，農薬データベースが絶対的に間違っていないのかどうかが心配だ」，「農薬の入力は画面が小さい携帯電話よりは，一覧できるパソコン画面からの入力のほうが安心できる」，「播種と定植記入欄は，一つの圃場の定植に数日を要したとしても（○月○日〜○月△日）など，作業に数日かかったことが記入できると良いと思う（現在は定植日ごとに圃場を分けるなどの対応をしていますが，圃場が細かくなりすぎる恐れもあります）」，「携帯の画面で農薬を何回使用しているかは分かりますが，どの農薬を何回使用したか詳細が携帯画面で分かりません．帳票出力の方法もありますが，自宅にFAXがなく，あったとしても携帯で一度に分かったほうが便利」，「記録帳を出力した際に，施肥，防除が1枚に収まると良いと思う」，「携帯入力は信用できない，手書きメモと併用している」などの声が寄せられた．

3) 生産管理者の意見

　生産管理者からは，「高齢者などITに馴染みのないものにはあまりに難解」，「誰もができるものではない．画面が小さいため見づらい」，「使用料金が高い」，「携帯電話を生産者に支給してほしい」，「使用農薬・作業日誌は生産者団体代表がとりまとめパソコン入力する方法でまったく問題ないと思います」，「生産者および責任者の段階で，システムを十分に理解できていないようである．よって，システム上できること（アウトプット）や利用方法の説明が足りない」，「生産者に時間の余裕がない」，「各生産者個人のパソコン入力も，ほとんどの生産者は操作方法が解らないため，生産者団体代表による入力に頼るしかない」，「生産者の

教育・入力練習の実施が必要」,「やはりある程度高齢の生産者の利用方法に課題が残る」,「同じ生産者から1日8回の問い合わせ」,「入力ミスをしたときの修正法が生産者に理解されていない」,「現状, 慣れていないこともあり, 入力, 送信ミスが多い」,「現状の入力（組織での入力）で対応させてもらえないでしょうか」,「入出荷やその他各データを組織内のPCと連動させる方法」,「入荷出荷数量のデータを管理するシステムがより充実すると良い」,「各商品規格の数字（個数・重量・ケース入数など）と連動させて, ある程度自動計算できれば生産者別の出荷量や出荷先データなどの記録の作成が簡素化される」,「情報開示は良いことだと思いますが, プライバシーとの兼合いを考えておかないと問題が起きてからでは遅いのでは」,「農薬データベースを信頼して各種作業を行っているが, 経過措置, 失効状況がリアルタイムに把握されているのかどうか」,「農薬データベースは, 非常に便利な反面, 万が一そのデータベースが正しくなかった場合には, 問題があると思う」,「データベースの出所を1箇所ではなく2箇所にして, そのデータベース間で, 相互チェックする必要はないのでしょうか」,「農薬データベースの出どこが分からない」,「産地では, 時々動かなくなることがある」,「圏外になることが多い」,「URLにアクセスできにくいとの声が多い. 機種, 地域の問題なのか？」,「生産者は管理作業で忙しく, 何回もアクセスを試みる時間を惜しみ, 結局作業日誌を持ってくるかFAXになってしまう」,「育苗時期の記帳画面を」,「使用に当たってのマニュアル類の整備追加機能が加わった時にスムーズに伝達が行われる仕組み」,「系統システムとの優先順位」,「系統システムとのリンク」,「生産者の指の太さ, 視力も考慮したIT機器が欲しい. 機器の統一が望ましい（機種が違えば生産者からの質問に電話での説明がしにくい）」などの声が挙がっている.

　上記生産者の回答には, 消費者の要求レベル, すなわち, 詳細な情報の必要性についての疑問, 費用負担の問題, 付加的労働による加重負担

への不安，データベースそのものの信頼性への不安，システムの使い勝手に対する要望などが挙げられている．また，生産管理者からは高齢者への一層の配慮の必要性，費用負担の問題，システムの使い勝手やプライバシーへの配慮の問題，データベースの信頼性への不安の他に，生産者組織で管理しているシステムとの連携の問題が挙げられている．いずれもビジュアル型GAPを普及するためには将来的に解決されなければならない問題と言える．

13.4　実証実験の総合的まとめ

13.4.1　実証実験の結果

　農産物の安全について生産現場でどのような取り組みがなされているのかが消費者に対して明確に示されていないために，消費者の安全に対する，不信・不満が一向に解消されていないというのが現状である．このような現状を踏まえ，農場から食卓に至る過程において，一貫した基準・規範の適用によって農産物に由来する食のリスクを最小化し，ITを最大限活用した正確かつ迅速な情報提供と活動記録の収集・管理の実現による食の安心を向上させるためのシステム構築を目的として，今回の実証事業に参画したのだが，下記のようなシステム開発と生産者・関係者に対する提案ができたことは大きな成果といえる．

① 農産物の食としての安全危害を最小にするビジュアル適正農業規範

② 携帯電話などITを活用した農場から食卓に至る過程における一貫したデータ管理システム

③ 第三者監査の導入による上記①，②の客観性，継続性，発展性の確保

農産物の安全への対応については，生産から消費に至る過程の参画者が共有化可能な安全についてのモノサシ・適正農業規範を構築するだけ

ではなく，その有効性を実証することにより，各段階での農産物，食の安全への取り組みの一層の進展や関心の高まり，意識の変化がみられたことは，今後もシステムの普及・発展が期待できるという成果が得られたものと考えることができる．

また実証に加わることによって，生産者間の交流，生産者・管理者・流通業者などのコミュニケーションが良くなっていることに現れているように，適正規範の実証により，安全に対する新しい視点で生産者・消費者など，農産物に関わりのあるすべてに向けて，農産物・食の安全に関する有効性や，その必要性，問題点などについて議論の場を提供し，全国的に多くの参画者を得たことも大きな成果だった．

生産から消費に至る過程の参画者が共有化可能な安全についてのモノサシ（適正規範）を持つことが，農産物・食の安全度を高め，消費者の不信・不満の解消に大きな貢献をするという確かな手ごたえを実証を通して感得することができた．特に，文字でなく，ビジュアル型規範は，現場で，分かりやすいとの評価を得た．適正規範は，Good Practice であって，Better でも Best でもない普通の，当たり前のことを示しているに過ぎない．このことに留意しなければならない．GAP は特別なことを要求しているのではなく，食品の生産者として，当たり前に気を付けなければならないことを要求しているといえる．健全な農産物は心身共に健康な生産者でなければ生産できない，という基本的なことを再確認することができたことも大きな成果である．

13.4.2 IT システムの活用

IT システムの活用は，農産物の生産・流通データの担保と，そのデータの活用による消費者への情報提供などの訴求，および消費者の声が聞けることが可能となる双方向システムにより，従来の生産活動中心から消費者に対する販売活動へと，その視野が大きく開ける契機にもなった．短い実証期間ではあったが，現場，生産者からそのような声が聞か

れた．

　実証実験全体からは，農の現場で，最先端の IT 技術（誰でも，容易に，手軽に，どこでも）を活用し，様々な実証が可能となった．特に，携帯電話の活用は，有意義だった．ビジュアル規範の実現度，農薬，肥料履歴など生産活動の登録によるデータ化とデータの活用が携帯電話の利用によって容易になった．また販売ルートが流通履歴管理により把握できることや，二次元コードによる情報提供とアンケート形式による消費者の声の収集，特に，懸命に生産された農産物に対する消費者の選択理由や，消費した後の声が聞けることへの生産者の関心は高かった．美味しかったという声が聞きたいという生産者の切実な声を聞いた思いがする．IT を活用した取り組みが進展することにより，選択に資する情報が豊かになること，第三者監査の導入，意見の場が提供されることなどで食の安全と表示への不信，不満の解消につながり，消費者の農産物への安心が再び高まることが期待される．

　二次元コードを活用した生産情報について携帯電話を使いこなしている 10 代，20 代の生産者の関心の高さが普及活動を通じて感じられた．農産物への関心・理解を若い世代が示すことは，農産物の今後，日本農業の将来にとって極めて大切なことである．農産物の食の安全リスクを最小にする規範，基準とデータ管理システムにより安全への取り組みが明確にされ，各参画者に期待されることが明確になることで，取引に信頼関係が生まれることが期待できる．また，第三者監査の導入により，達成度，問題点，課題が明確になり，安全への改善につながるものと思われる．農産物の安全にとって，生産から消費に至る現場での適正規範の促進・普及は不可欠の要件である．

13.4.3　今後の課題

　今後の課題としては，優良事例の水平展開を通じた適正農業規範（GAP）のより一層の推進，GAP だけでなく，流通・小売・消費の各段

階での適正規範の開発と普及が必要なことが明らかになった．IT活用のデータ管理システムが不可欠なことはもちろんであるが，そのためにも高齢者に対応した使いやすい機器の開発が緊急の課題であることも明らかになった．

またIT関連とは異なる分野で費用が発生するが，この費用が安全度をさらに高めることも確かめられた．この分野に対する支援策が求められる．さらに，50％以上の流通履歴を確保するための条件として，卸売市場のITシステム構築が不可欠なこと，ITシステム間の連携が必要なことが明らかになった．

表示の信頼を確保する上では，表示項目は，多いことがそのまま安心にはつながらないこと，表示の信頼には，いつでも，必要なときに情報を提供できるシステムと，信頼できるデータ・システム構築が課題であることが明らかになった．さらに，システムが正しく機能しているかどうかを第三者監査が立証するような仕組みが今後求められるようになるであろう．

輸入農産物では，オーストラリアからSQF 2000認証アスパラガス，オランダからは，ヨーロッパGAP認証のパプリカなどの輸入が既に始まっている．さらに，国内においても，自主農産物規格について第三者の監査を受けた農産物が出回り始めている．このような事実からもGAP導入が生産者，生産者団体にとって緊急の課題であることが分かる．

参考文献

1) 農産規範基準研究会：農林水産省平成16年度「食品トレーサビリティシステム」開発・実証事業　農場から食卓に至る農産物の食品危害を最小にする適正規範とデータ管理システム開発・実証報告書，農産規範基準研究会（2005）

（高橋　博）

14. 食品事故の事例と企業責任

14.1 食品事故とその対策

　食品の流通・加工が問題にされる契機になったのは，FDAやEUのHACCPシステムに基づく水産物の輸入規制[1]，また，1996年，堺市学童給食による腸管出血性大腸菌O157による集団中毒事件（いわゆる「カイワレ大根」事件）[2]である．その後，イクラが原因食品とされる腸管出血性大腸菌O157事件[3]やバリバリイカのサルモネラ中毒事件[4]，さらに生食用水産魚介類の腸炎ビブリオ事件を契機に，流通・加工温度の法的規制の動き[5]などがあった．農産物の事故事例については，表14.1を，諸外国における生食用野菜および果物が原因食品となった食中毒事例については，表14.2を参考にされたい．

　一方，生鮮食品およびその加工食品領域においても，USDA（米国農務省）の食肉SSOP（衛生標準作業手順）[6]やFDAなどの野菜・果物に対するGAP（適正農業規範）[7]および農林水産省によって1996年「かいわれ大根衛生管理マニュアル」[8]（改訂版2001年）[9]や「水耕栽培の衛生管理ガイド」[10]（「水耕栽培の衛生管理ガイド—生産から消費まで—完成版」）[11]などが作成された．また，具体的施策としては，畜産領域では，対米輸出食肉処理場の認定[12]を契機に，と畜場の統廃合による新設および改築が計画されている．水産領域においても，漁港・魚市場のHACCP対応プランが作成され，検討されている．すでに，北海道標津町では，イクラの問題を契機に2000年に標津町地域HACCPを導入し，現在その成果を上げている．

表 14.1 農産物中毒事件等一覧表

昭40.11.13	メチル柿事件	・福島県：60mg/ml のメチルアルコール含有アルコールで脱渋を行っていた
昭50.04	輸入かんきつ類から指定外添加物を検出	・米国のかんきつ類からオルトフェニルフェノールまたはチアベンダゾールが検出
昭52.04.18	アトロピン（コダチチョウセンアサガオの根）による食中毒	・佐賀県：ゴボウと間違え摂食，3名が発病
昭55.04.08	飼料用とうもろこしの食用転用事件	・市販とうもろこし粉から発がん性物質のアフラトキシンが検出
昭55.07.11	防黴剤オルトフェニルフェノールナトリウムに毒性	・レモン，グレープフルーツ等に使用，ラットに膀胱腫瘍の発生が認められた
昭56.09.14	アフラトキシン汚染ナッツ類の監視強化	・イラン産ピスタチオナッツから1,830ppb のアフラトキシン B_1 を検出
昭59.06	「辛子蓮根」によるボツリヌス菌 A 型食中毒	・全国13都道府県に発生，患者31名，死者11名
昭61.06.05	「生野菜等に対する食品添加物の使用について」通知	・生鮮野菜等として販売するものに対し，発色・漂白を目的とした使用は認めないと通知
昭62.05.20	「EDB（二臭化エチレン）くん蒸に係る暫定残留規制値の改正について」通知	・パパイヤおよびサヤインゲンに対する輸入・移送時の EDB 残留（検出限界 1ppb）を認めないと通知
平08.09.26	堺市学童集団下痢症の原因究明について	・大阪府：原因食材としての可能性も否定できないと思料される
平13.03.15	アレルギー等の表示について	・麦，そば，卵，乳及び落花生の5品目（特定原材料）を含む加工品について，その旨の表示 ・遺伝子組換え作物である食品及びその加工品についてその旨の表示 ・あわび，いか，いくら，えび，オレンジ，かに，キウイフルーツ，牛肉，くるみ，さけ，さば，大豆，鶏肉，豚肉，まつたけ，もも，やまいも，りんご，ゼラチンの19品目を含む加工食品に

		ついて，その食品を原材料として含む旨を可能な限り表示
平14.3.28	遺伝子組換え食品の表示について	・ポテトスナック菓子など6品目のばれいしょ加工食品が義務表示の対象となる

食品衛生関係法規集4（昭和40年から平成14年3月まで）

表14.2 諸外国において生食用野菜および果物が原因食品となった食中毒などの事例

病原体	患者数	原因食品	発生国	発生年
赤痢	347	カットレタス	米国	
	100	レタス（スペイン産）	ノルウェースウェーデンイギリス	1994
		ナガネギ（メキシコ産）	米国	1994
サルモネラ属	176	トマト	米国	1990
	100	トマト	米国	1993
	143	モヤシ	イギリス	1988
	?	スイカ	米国	1955
	?	スイカ	米国	1979
	?	スイカ	米国	1991
	245〜25,000	メロン（メキシコ産）	米国	1990
	56・185	メロン（メキシコ産）	米国・カナダ	1991
	62	オレンジジュース（非加熱）		1995
	50	アルファルファモヤシ	米国・フィンランド	1995
		モヤシ	米国	1996
腸管出血性大腸菌 O157:H7	23	アップルサイダー	米国	1991
	26	生野菜サラダ	米国	1994
	40	レタス	米国	1995
	30	レタス	米国	1996
毒素原性 E.coli	151	生野菜サラダ	メキシコ	1974
	47	生野菜サラダ（ニンジン）	米国	
	78	生野菜サラダ	米国	
セレウス菌		自家製モヤシ	米国	1973

リステリア菌	23	セロリ,トマト,レタスサラダ	米国	1979
	34	コールスロー	カナダ	1981
ノーウォークウイルス		1981〜1991年に発生したミネソタ州の集団感染例51例中18例で，野菜サラダが原因食品と考えられる	米国	
A型肝炎ウイルス		ラズベリー	スコットランド	1987
	900	イチゴ	米国	1990
	202	レタス	米国	1988
	25	カットトマト	米国	1995
クリプトスポリジウム	160	アップルサイダー	米国	1994
サイクロスポーラ	850	ラズベリー（グアテマラ産）	米国・カナダ	1996

金子賢一：食衛誌（1999）

14.2 食品事故事例とその問題点

14.2.1 学術的安全性と商業的安全性

　食の安全性を論じるにあたって，危害の存在が危害の発現とは言えない．しかし，一般的には危害の存在そのものがリスクを高めていることも事実である．一方，生鮮食品においては危害の重篤性(じゅうとくせい)の有無に関係なく，何らかの危害は存在すると考えるべきである．そうなれば，危害の種類によっては，現実的な許容範囲の設定あるいはリスクを低減する対策を提案する必要が出てくる．現場的立場で考えると危害が存在する（しない）ことが危険（安全）であるという学術的危険性（安全性）に対して，危害の存在を認識し，その危害を「From Farm To Table（生産者から消費者まで）」のそれぞれの段階で低減できる可能な施策を行うのが，商業的安全性を確保するための実際的かつ有効な手段であると考える．

　食品事故事例あるいは食中毒事例では，ケーススタディ（事例研究）とケースコントロールスタディ（事例比較研究）に基づく原因の推定の確立が求められ，さらに，従来の科学的根拠に基づく証明による立証が必要であると考えられる．「カイワレ大根事件」[2)]では，原因食品が明確

でないままに「カイワレパニック」を生じ，業界に対して壊滅的打撃を与えた（カイワレ大根専業生産者の90％以上が倒産）．これは，行政による原因究明とその問題点指摘の遅れが関連業界全体に影響を及ぼした事例である．

近年の同様な事故事例では，「イクラによる腸管出血性大腸菌 O 157 事件」[3]，「バリバリイカによるサルモネラ中毒事件」[13]，「加工乳および乳製品による黄色ブドウ球菌エンテロトキシン中毒事件」[13] など，一企業の特定要因による事故が関連業界全体に影響を及ぼしていることは周知の事実である．

今後は，食品事故の早急な原因究明手法（推定原因調査手法）の確立とそれに基づく判断・評価，さらに，科学的原因究明（実験的・再現性証明）による事故原因の確定といった2段階評価を行うことにより，風評被害を最小限に食い止めることが，食の安全の認識や産業振興の視点からも重要である．また，食品事故における風評被害については，マスコミ報道，補償などの視点からの調査研究が求められる．

14.2.2　食品中の指標微生物の問題

一般に，食品の衛生指標としては，一般生菌数，大腸菌群，大腸菌（*E. coli*），酵母数などの測定が行われる．これらの指標微生物は，食品中に病原微生物が存在する可能性が疑われることに関する指標，食品およびその加工環境などが衛生的に扱われたかどうかを判断する指標，食品の微生物汚染レベルから腐敗・変敗の可能性が疑われる場合の指標，食品の成分特性などから品質不良が疑われる場合の指標などが考えられ，それぞれ食品の特性や栽培・飼育・養殖・製造・加工などの環境とこれらの指標微生物には相関がある．

特に，生鮮食品を含む多くの保存性の短い食品，あるいはその製造過程において加熱処理工程がない食品などに指標微生物として，大腸菌群と大腸菌（*E. coli*）が適用されることがある．これらは流通上，あるい

は取引上のトラブルの要因になっている．つまり，自然環境（土壌・海水・飼料など）に由来する，あるいは加工度が低く，かつ未加熱である生鮮食品などは，環境および原料などに広く存在する大腸菌群を指標微生物とすることには意味がなく，むしろ，生産者，加工者いじめにすぎない．これらを十分理解しない検査担当者も存在する．すなわち，食品微生物検査を実施するにあたって，食品の特性や栽培・飼育・養殖・製造・加工などを十分把握した上で，食品微生物管理の視点から食品の分類を実施し，それに基づく，指標微生物項目と基準値を検討すべきであろう．例えば，大腸菌群を指標とする対象食品群は，加熱された食品（包装後加熱食品など）群の衛生管理（加熱条件の適正とシール不良の確認など）状態を評価するものであり，大腸菌（$E.\ coli$）を指標とする対象食品群は，加熱されていない食品（未加熱生鮮食品，加熱後包装食品など）中の特定（感染系）病原微生物の存在が疑われる場合の指標微生物と判断するのが妥当である．

　このような視点から，それぞれの食品の特性も考慮せず，単なる微生物学的視点でのみ食品指標微生物に「適合する」あるいは「適合しない」との判断は好ましくないと考える．

14.2.3　食品事故の実際

　ここでは，イカ乾製品によるサルモネラ食中毒事件の調査報告書[4]を参考に事故の実態を考察したい．

　本事件の概要は，平成11年3月に起きた川崎市のイカ乾製品による中毒で *Salmonella* Oranienburg（サルモネラ・オラニエンブルグ）が原因とされ，その食中毒発生は，全国46都道府県，患者総数1,505名に及んだ．原因食品は，青森県八戸市のM水産で製造されたイカ乾製品（冷凍原料イカミミを味付けした後，乾燥させたもの）であった．

　表14.3はイカ乾製品の製造方法である．表から問題になることは，工程番号9（調味液浸漬），12（一次乾燥），13（二次乾燥）である．番号9

表14.3 イカ乾製品（乾燥板イカ）の製造方法

No.	工程	作業概要	所要時間	製造場所
1	原料水揚げ	冷凍イカミミ，運搬：トラックでシート掛け		魚市場
2	原料保管	運搬：トラックでシート掛け	2～5か月	商業用冷蔵庫
3	イカミミ搬入	軒先に一時保管		工場屋外
4	自然解凍	解凍タンクで解凍，タンク積み重ね	3～4時間	工場軒下
5	解凍	水のオーバーフロー	約15時間	工場内
6	水切り	ザル使用	20分	工場内
7	スライス	厚さ3mmにスライス		工場内
8	調味付け	調味タンク（ミキサー）で粉体調味料と混合	1分/回（15回）	工場内
9	調味液浸漬	タンク積み重ね	約22時間	工場屋外 工場軒下
10	調味液切り	ザル使用		工場内
11	乾燥用網並べ	80×90mmの板状大きさ（イカミミの縁を重ねる）	2～3分/1網	工場内
12	一次乾燥	45～50℃（36枚/台車，10台/乾燥室）	約24時間	工場内
13	二次乾燥	40～45℃	約24時間	工場内
14	網はぎ	手作業で乾製品をはぐ（運搬台車に積み重ねる）		工場内
15	保管	乾燥室に保管	最長1週間	工場内
16	一次裁断	裁断し細い板イカにする 80×90cm→80×15cm 80×90cm→80×6cm		工場内
17	二次裁断	イカ菓子用に裁断 80×15cm→そう麺状 80×15cm→短冊状（2×6cm）		工場内
18	包装			小分業者
19	出荷			小分業者

品川邦汎：食品衛生研究（2000）

については調味液の循環利用や調味液濃度管理が適正であるかどうか，番号 12 および 13 については，乾燥温度と時間が，同業他社と同じなのか異なるのか，異なるならどこが異なるのか，そして，それがサルモネラの発育にどのような影響を及ぼすのかなどの点について比較検討することが重要であると考える（この事件の場合，工程 12 および 13 がサルモネラ発育に適した温度であり，同業他社の乾燥温度はサルモネラが増殖しない温度であった）．

細菌性食中毒事件などの場合，調査時に汚染源を特定することに時間がかかることが多い．この事件のように，未加熱魚介類でのサルモネラが原因と推定された場合においては，汚染源追求の重要性・優先性は低いと思われる．すなわち，汚染源が問題になるのではなく，微生物の増殖箇所を特定することの方が重要である．つまり，生鮮魚介類およびその周辺にはサルモネラ汚染源が多く存在する．同様なことは，熊本県で発生した辛子蓮根事件でも見られた[14]．この場合も，汚染源（一次要因）が問題ではなく，再利用された辛子味噌中でのボツリヌス菌の増殖が二次要因（主要因）であった．このように，食中毒が発生し，原因菌が特定できた場合，原因施設での特定条件で事故が発生したことをいち早く調査し，その結果（確定度の高い推論）を速やかに公表することが風評被害を最小限にすることであり，業界や食品流通上の打撃（商品撤去や売上げ減少など）を少なくすることになる．

14.2.4 食品事故と企業責任

企業で事故が起こると企業責任が問われる．その場合，企業責任を事故原因とその事故に至った背景（企業体質）に分けて考える必要がある．事故原因にはそれぞれ特徴があるが，その事故に至った背景には，多少は異なるにしても同じような現象が，すべての企業に共通してあると思われる．それは，筆者が今日まで，六つの企業を転職し，約 2,000 の食品工場を点検・指導・監査・相談あるいはコンサルティングし，さら

に，多くの複数の企業・大学およびその経営者・管理者・教官などとの接点の中での課題，事故には至らなかった問題点，事前に解決できた事例，発生した事故事例，点検・指導・監査ミスで発生した事故事例などから言えることである．

それらの基礎的・基本的なことは，古典的に過ぎるかも知れないが，事故を起こす前にハインリッヒの法則（図14.1）を認識することである．多くの企業は，知識としてのハインリッヒの法則は知っているが，実体験としての認識がなく，300の小さな事故発生の段階でそれに対応できる管理手段や経営的判断が迅速に機能していないことが問題なのである．これらの対策としては，企業体質の中で，従業員および部門間での業務の相互理解と透明性を徹底化することである．また，どんな小さなミスであっても役員まで迅速・スムーズに報告し，改善する体制が取られていなければならない．「事故を起こしてはならない」，「絶対に事故は起こしません」という日本人的体質が事故につながることを忘れては

(a) 労働災害における発生確率
（ハインリッヒの法則）
（1：29：300の法則）

1件の「重大災害」の陰には
29件の「かすり傷程度の軽災害」があり，その陰には
300件の「ケガはないがひやりとした体験」がある．

(b) 食品事故における失敗の確率

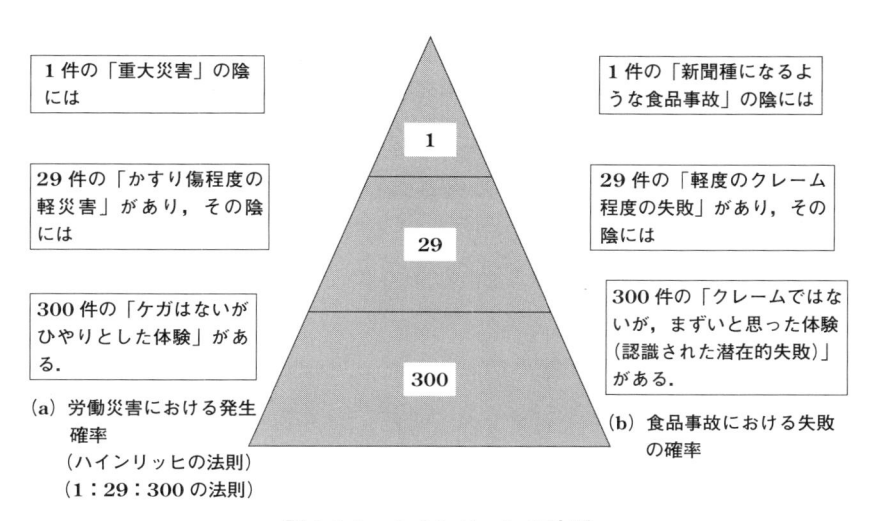

1件の「新聞種になるような食品事故」の陰には
29件の「軽度のクレーム程度の失敗」があり，その陰には
300件の「クレームではないが，まずいと思った体験（認識された潜在的失敗）」がある．

図14.1 ハインリッヒの法則
（労働災害の発生確率から類推した食品事故における失敗の顕在化の確率）
畑村洋太郎：失敗学のすすめ，講談社（2004）より引用・改変．

ならない．「事故は起こるもの」，「事故は起こって当然」，そして「どんな小さな事故・ミス」であってもハインリッヒの言う「一つの致命的な事故」にしないよう，「小さな事故・ミス」に対応できる企業体質が重要であり，このような体制を取ることが事故軽減のための効果的・効率的・合理的方法なのである．この意味で事故回避のためのシステムをルーチン業務の中に組み入れることが重要な課題となるであろう．

14.2.5 消費者の視点で考える食の安全・安心

農作物に限らず，生食用生鮮農・畜・水産物は一般の加工品に比べて，栽培，捕獲，飼育，と畜処理など生産工程由来のリスクは高い．これら生産工程由来のリスクを低減することが重要であるとともに，わが国の生鮮品流通施設の構造的対策が必要である．具体的には，農業では「水耕栽培衛生管理ガイド」，と畜場の統廃合による新増設，水産では漁港・魚市場の整備などが検討されているが，これら生鮮品領域での整備が遅れている．

一方，これら生鮮品の安全性の確保を考えた時に，生鮮品のリスクを消費者に開示すること，ハイリスク層の特定（老齢者と乳幼児など），調理（加熱）段階におけるリスク回避（対応策）などを啓発することにより，著しくリスクは低減され，かつコストもかからない．食教育はこの意味でも食に由来する事故を減らすための費用が少なくて済む施策であると考える．1970年代における消費者保護条例の影響の中で，「消費者は神様である」「安全は与えられるもの」という思想が一人歩きしてきた．21世紀には，「リスクの開示」とそれに伴う「消費者のリスク回避，共有」などの概念が定着すると予測される．このような状況の中で，消費者啓発が今後の課題であり，これらの研究を産・官・学で行うことが有効な手段であると考える．もはや，「すべての安全は与えられるものではなく，自分で守るものである」という意識を消費者が持つべきであり，その判断基準の根拠が産・官・学，特に学識経験者に求めら

一方，近年，「食の安全・安心」の「安心」の部分でトレーサビリティの導入が検討されている．特に，生鮮食品については，産地および品種偽装が問題になっている．その信頼確保（消費者への安心の提供）がトレーサビリティ導入の目的であると考えられている．しかし，昨今の食品偽装事件など消費者の生産者・企業不信の中で，トレーサビリティシステムの信頼性をどう理解してもらえるかが今後の課題となるであろう．

14.3　グローバルスタンダードにおける生鮮物の安全性

　グローバルスタンダードとは，ある一定の基準を当事国双方が認めれば，それがグローバルスタンダードとなり，ある意味で規制緩和あるいは世界的貿易の自由化につながる．従来，凍結加工生鮮物が輸入の対象であったが，近年は，生鮮農・畜・水産物の輸入増加が著しい．さらに，ここ数年の生鮮物の品質は，価格的視点から見れば，国産のそれと大差ないのが実状である．さらに，わが国の生鮮物の漁獲・生産量の加速度的低下と一般的消費者の価格志向による国内生鮮物評価の低下などが日本の農林水産業に壊滅的打撃を与えているものと考えられる．一方では，わが国の生鮮物生産量ではその消費量を充足できず，輸入に依存せざるをえない現状がある．日本の生鮮物も「品質・安全」での差別化を図らないと生き残りは厳しいものとなるであろう．

　WTO協定は農業分野での規制緩和と理解すべきであろう．わが国は，この世界的動向に完全に乗り遅れ，欧米の基準を受け入れることがグローバルスタンダードであるとの思い違いをしているようである．農業・食品分野におけるWTO協定は欧米の軍事侵略と変わらない食料侵略であることの自覚が必要である．すなわち，欧米先進国は工業国である前に農業国であることを忘れてはならない．例えば，米国はHACCP

システム(HACCP, GMP, SSOP, GAPなど)で世界制覇を考えている．その中でSPS協定(衛生に関する規制)は，規制強化の役割として食糧政策(自国の農・水・畜産業を守ることと農産物およびその加工品の輸出拡大)の中に位置付けられている．しかし，わが国の政策は技術論であり，現実や文化の違いを無視した欧米の要求を忠実に受け入れようと努力しているようにみえる．しかし，この努力の結果が食品関連企業に過剰設備投資を求め，過剰管理(記録)を押し付けることになっている．したがって，HACCPを導入すると自社の管理能力の限界以上のことが求められ，その結果，事故が生じる事態が発生している．その事例が，「加工乳および乳製品による黄色ブドウ球菌エンテロトキシン事件」[13]で代表されるように，企業において「安全性」という名の下に「建前論的安全性」，「みえる安全性」などが重視され，本来のリスク(クライシス)マネジメントである「見えないところの安全性(すきまのリスク・教育・職人的技術者など)」が軽視される傾向にあり，結果としてリスクを高めている．

14.4 国際標準化機構(ISO)における「ISO 9001 : 2000，ISO 15161:2001，ISO/FDIS 22000」の実態と課題

食品業界に関係するISOにはISO 9001 : 2000(品質マネジメントシステム)[15]，ISO 15161 : 2001(食品飲料産業における品質マネジメントシステム)[16]，そして現在審議されているISO/FDIS 22000 : 2005(食品安全性マネジメントシステム)[17]がある．さらに，食品トレーサビリティ(ISO/CD 22519)についてもISO化の動きの中で注目すべきである．

ISOは1946年に「工業規格の国際的統一化の促進」の目的で発足し，わが国は1952年に加盟している．元来，工業規格が主であったこともあり，食品業界でのISOの認知度が低く，その情報が遅れていたこと

や，ISOは食品には馴染まないといった先入観があったことは否めない．しかし，1995年WTO協定に基づく「貿易の技術的渉外に関する協定（TBT協定）」や「衛生・植物検疫措置に関する（SPS）協定」の発効に伴い，加盟国は，ISO規格やCodex規格など国際規格がある場合には，国内規格を策定するにあたっては，これに準拠するという規定がなされている．

このような背景の中で，食品業界においては，輸入相手国の企業がHACCPやISOを取得し，原料や製品を輸入するわが国の工場がこれらを取得していないというグローバル化逆転現象を生じている．

一方，基本規格としてISO 9001：2000（品質マネジメントシステム）があるが，ISO 15161：2001（食品飲料産業における品質マネジメントシステム）は，食品の安全性より品質を重視した品質管理システムであるので，ISO 9001：2000との類似性が多くある．しかし，ISO/FDIS 22000：2005（食品安全性マネジメントシステム）は，ISO 9001：2000と基本概念は同じであるが，品質より安全性を重視していること，すべてのフードチェーンとその食品関連産業を対象にしていることから，今後の導入における検討課題を明確にする作業が必要であろう．

近年，生鮮食品をはじめとする食品業界では，これまで見られなかったような問題が発生している．その多くが，従来の生産・加工からの視点での価値観ではなく，消費者視点での価値観によって評価がなされたことによると考えられる．両者の大きな食い違いが社会的問題，消費者の食品不信になっているのが実状なのである．今後は，食品流通のすべての段階で，透明性を高めていくことが求められ，その中で，食品企業の社会的責任（CSR：Corporate Social Responsibility）とは何か，という視点から新しい価値観を創造していくことが課題となるであろう．

参考文献

1) 厚生省：対EU輸出ホタテガイ等二枚貝の取扱いについて（厚生省衛乳43号），対米輸出水産食品の取扱について（厚生省衛乳377号），平成8年3月，平成9年12月．
2) 病原性大腸菌O157対策本部：堺市学童集団下痢症の原因究明について，食品衛生研究，**46**（10），27-44；**46**（11），7-15；**46**（12），7-28（1996）
3) 北海道産イクラによる腸管出血性大腸菌O157食中毒事件原因究明検討委員会：北海道産イクラによる腸管出血性大腸菌O157食中毒事件原因究明に関する報告書，平成10年9月．
4) 品川邦汎：イカ乾製品によるサルモネラ食中毒の広域発生—その問題点と予防—，食品衛生研究，**50**（2），7-15（2000）
5) 厚生省：厚生省通達，衛食第115号・衛乳第169号，魚介類による腸炎ビブリオ食中毒の発生防止の徹底について，平成11年8月．
6) 日佐和夫他訳，小久保彌太郎監訳：SSOPとHACCP導入の手引き，IKARI環境文化創造研究所，p. 1-93（1998）
7) 泉　秀実，日佐和夫監訳：適正農業規範（GAP）導入の手引き—農産物の微生物的安全性確保のために—（生鮮青果物のための微生物的食品安全危害を最小限に抑えるガイド），IKARI環境文化創造研究所（2002）
8) 農林水産省農産園芸局長：かいわれ大根生産衛生管理マニュアル（1996）
9) （社）日本施設園芸協会編：かいわれ大根生産衛生管理マニュアル，改訂版（2001）
10) （社）日本施設園芸協会編：水耕栽培の衛生管理ガイド—より安全な水耕葉菜類の生産のために—（1999）
11) （社）日本施設園芸協会編：水耕栽培の衛生管理ガイド—生産から消費まで—，完成版（2003）
12) 厚生省：対米輸出食肉を取り扱うと畜場等の認定について（厚生省衛乳第21号），平成9年1月．
13) 雪印食中毒事件厚生省・大阪市原因究明合同専門家会議：雪印乳業食中毒事件の原因究明調査結果について—低脂肪乳等による黄色ブドウ球菌エンテロトキシンA型食中毒の原因について—（最終報告概要），平成12年12月．
14) 日佐和夫：食品産業におけるHACCPシステムの構築に関する応用的研究，学位論文（1999）
15) （財）日本規格協会：国際規格ISO 9001第3版，品質マネジメントシステ

ム―要求事項（2000）
16) （財）日本規格協会：ISO 9001：2000 の食品・飲料産業への適用に関する指針，国際規格 ISO 15161 第 1 版（2001）
17) 湯地和夫：ISO 情報，国際標準化機構（ISO）の動向（食品安全性マネージメントシステムの検討），フリシス情報，No.21，7-20，食品関連産業国際標準システム・食品トレーサビリティ協議会（(社)日本農林規格協会（2003）

（日佐和夫）

食品認証ビジネス講座──安全・安心のための科学と仕組み

2005年7月30日　初版第1刷　発行

編　者　松　田　友　義
発行者　桑　野　知　章
発行所　株式会社　幸　書　房
〒 101-0051　東京都千代田区神田神保町 1-25
phone 03-3292-3061　　fax 03-3292-3064
URL : http://www.saiwaishobo.co.jp

Printed in Japan
2005 © Tomoyoshi Matsuda

印刷：シナノ

本書を引用，転載する場合は必ず出所を明記して下さい．
万一，乱丁，落丁がございましたらご連絡下さい．お取替えいたします．

ISBN4-7821-0258-5 C3061